EL TESORO DE LA OSTEOPATÍA

Peter Levin

EL TESORO DE LA OSTEOPATÍA

Contacto, relación, biomecánica

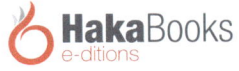

TÍTULO: *El tesoro de la osteopatía*
        Contacto, relación y biomecánica.
AUTOR: *Peter Levin, 2025©*

COMPOSICIÓN: *HakaBooks - Optima, cuerpo 12*
DISEÑO DE LA PORTADA: *Hakabooks©*
ILUSTRACIONES PORTADA E INTERIOR: *Anja Thams, 2025©*
IMÁGENES INTERIOR: *Peter Levin, 2025©*
                   Public Common

1ª EDICIÓN: *septiembre 2025*
ISBN: *979-13-87945-12-1*
DEPÓSITO LEGAL: *B 17675-2025*

IMPRIME: Podiprint

HAKABOOKS
08201 Sabadell - Barcelona
☎ *+34 680 457 788*
🏠 *www.hakabooks.com*
📧 *editor@hakabooks.com*
f *Hakabooks*

Prólogo a la edición española

La edición alemana de El tesoro de la osteopatía es, desde su publicación en 2019, un libro recomendado por expertos que no ha perdido nada de su actualidad. Quiero expresar mi más sincero agradecimiento a mi editor, Miguel Ángel Rodríguez, de HakaBooks, y a Blanca Linares Kraft, autora de la excelente traducción. Han sabido dar a esta edición un encanto literario y visual. Sin la generosa invitación y el apoyo de Juan Miguel Pérez, este libro nunca habría visto la luz. Mis maravillosos colegas, Susana Linares Kraft y Jesús de Miguel, han adornado "El tesoro" con un manto color púrpura, gracias a sus prólogos. Lleno de gratitud, deseo a todos los colegas hispanohablantes mucha alegría e inspiración en la búsqueda del tesoro.

Peter Levin
Barcelona, septiembre de 2025

Prólogo de Susana Linares Kraft

Conocí a Peter Levin en el verano de 2022, en Barcelona, durante un seminario que impartió titulado "Eres tus óganos". Como osteópata y siendo medio alemana y medio española, tuve el placer y la suerte de traducir su curso del inglés y del alemán al español. Fue, sin duda, una fortuna - pero, más aún, un profundo enriquecimiento personal y profesional - conocer a Peter Levin.

Dejó una huella osteopática en mí, sí, pero fue su persona, su esencia, lo que verdaderamente me llegó al corazón. Desde entonces, nos une una bonita amistad, también con su maravillosa mujer, Valbona.

Para aproximarme a *El Tesoro de la Osteopatía*, me permito una breve presentación del autor. Solo así podemos acercarnos realmente a esta obra. Peter Levin es osteópata, profesor, conferencista y autor de libros sobre osteopatía, desarrollo del bebé, crianza infantil y tratamiento integral de niños, así como de una multitud de artículos divulgativos. Sin duda alguna, su corazón se expresa en sus textos, siempre desde un lugar de absoluta y radical autenticidad, y con una profunda sabiduría. No conozco a ningún autor que argumente y exponga con tanta meticulosidad aquello que comparte con el lector. Cada palabra, cada afirmación, tiene su justificación: desde la historia, la ciencia y la fisiología, y siempre acompañada de una bibliografía detallada para todos los lectores curiosos y exigentes.

Su rigor en la búsqueda de la verdad, de aquello que es cierto y demostrable, es la misma que exige a su lector. Su implicación en lo que crea es absoluta, ya sea un seminario, un artículo, un libro o una charla divulgativa. Y esa misma implicación se percibe también en una conversación con Peter Levin: donde recibe, escucha y ve con el alma, dando espacio al aquí y al ahora.

El Tesoro de la Osteopatía es una lectura dirigida a todos los osteópatas, independientemente de su bagaje profesional. En cada apartado del libro, Peter Levin tocará - como con una varita sutil - ese fragmento del alma osteopática que todos llevamos dentro y que anhela dar grandeza verdadera a la osteopatía.

¿Y cómo hacemos florecer la osteopatía? Peter Levin nos muestra el camino. Hemos de ser exigentes y críticos, y también cuestionar constantemente lo aprendido. Solo desde esta mirada humilde podemos tejer una osteopatía fuerte, luminosa, que brille para toda la humanidad.

El Tesoro alberga tres brillantes: las tres "Bes", por sus siglas en alemán: Berührung – contacto, Beziehung – relación, y Biomechanik – biomecánica. Este trinomio marca los elementos mínimos necesarios para que ocurra el suceso terapéutico entre el terapeuta y el paciente. En la relación terapéutica se establece ese punto de encuentro entre paciente y terapeuta, un vínculo determinante para el éxito del proceso. Se trata de una construcción conjunta, en la que ambos roles están claramente diferenciados. El osteópata realiza su *centramiento* interior, para poder encontrarse con el otro desde la neutralidad - sin perderse en definiciones abstractas de este término.

La neutralidad puede expresarse en la terapia como la conciencia de que estamos al servicio de algo más grande, y al servicio del otro, en un encuentro simétrico: de ser a ser, donde no hay espacio para el juicio. Al mismo tiempo, permitimos que esa neutralidad exista a pesar de la pretensión natural en la relación asimétrica entre terapeuta y paciente - que también es cierta. El terapeuta no es un "sanador", sino un punto de apoyo: un sostén, con su sabiduría osteopática, para que la información de salud en el otro pueda ir expresándose a través de esta alianza.

El contacto - el tacto terapéutico - pertenece, como es natural, a la relación asimétrica entre el paciente y el terapeuta. La mano terapéutica evalúa y trata de forma profesional, con exquisita sensibilidad, y con la conciencia de que, a través de la palpación, accedemos directamente a uno de los sentidos externos del paciente: el tacto, junto con sus memorias corporales. La piel está cubierta de receptores sensoriales, terminaciones nerviosas libres y fibras táctiles de tipo C. El movimiento sobre la piel establece una especie de "cableado" entre ella y los sentidos internos. Dichas fibras no mielinizadas y de baja conducción, proyectan al córtex insular y a la amígdala, y responden especialmente al tacto suave y gentil. Esto sugiere una relación directa entre el tacto sutil y el procesamiento emocional.

Con el tercer diamante, la "B" de biomecánica, Peter Levin sacude como un terremoto los cimientos osteopáticos del concepto de función y disfunción somática, poniendo patas arriba la base tradicional del tratamiento osteopático. Introduce al lector en un enfoque innovador y propone un tratamiento de los órganos internos basado en los estados de actividad dentro de una nosología biomecánica.

Con una habilidad sublime, desgrana paso a paso conceptos fisiológicos como la actividad tisular en reposo, bajo estrés, en hiperactividad o hipoactividad, para desarrollar así una nueva forma de tratar los órganos internos. Se ha iniciado el camino: desde el concepto de función hacia el de actividad.

Con esta obra, el lector iniciará un viaje de búsqueda personal hacia el tesoro de la osteopatía, y encontrará tres brillantes cuyas facetas reflejan la luz con un brillo incomparable: con fuego, con destello. Como expresó Elsa Gindler, pionera del trabajo corporal consciente: "Nuestro organismo es un enorme órgano de experiencia, de cuya armonía o perturbación depende la calidad de nuestras percepciones, acciones y pensamientos."

Así, Peter Levin nos recuerda con maestría que la osteopatía no es solo una terapia, sino una forma de estar presente, de escuchar con el cuerpo, de palpar con conciencia y de encontrarnos con el otro desde un lugar afinado, disponible.

Susana Linares Kraft
Barcelona, julio 2025

Prólogo de Jesús de Miguel

"Entre el tacto y el contacto se teje un lenguaje silencioso: es ahí, en la frontera invisible entre dos cuerpos, donde la osteopatía revela su arte, la relación su profundidad y la biomecánica su misterio." (Pierre Tricot).

En el vasto universo de las ciencias médicas y del cuidado del cuerpo, la osteopatía ocupa un lugar peculiar: aúna la exactitud de la observación clínica con la calidez del encuentro humano, el rigor de la mano experimentada y el asombro ante la vida que palpita en cada tejido.

"El tesoro de la osteopatía" de Peter Levin nos invita a emprender un viaje hacia la esencia de esta disciplina, rescatando para nuestra época aquello que constituye su mayor riqueza: el arte del contacto, la sabiduría de la relación y la precisión de la biomecánica.

Desde su nacimiento, la osteopatía fue mucho más que un método técnico. Fue y es una invitación a pensar el cuerpo y la salud desde una perspectiva integradora, donde la intervención manual se inscribe en una red de significados que atraviesan lo biológico, lo psicológico y lo cultural. Levin, heredero de una tradición formativa que va del estudio de la sociología y la religión hasta el trabajo clínico en consulta con pacientes reales, reconoce que la mano que palpa no sólo busca signos objetivos, sino también historias no narradas, memorias encarnadas, capacidades resilientes y anhelos de integración.

Toda obra que aspira a abrir caminos en la medicina y el cuidado integral del ser humano debería contener, como los antiguos cofres que guardan tesoros, un puñado de diamantes ocultos que solo se revelan en manos de quienes los buscan con paciencia, rigor y sensibilidad. "El tesoro de la osteopatía" es ese cofre, y los tres diamantes que Peter Levin pulsa y exhibe son el contacto, la relación y la biomecánica: un triángulo vital sin el cual la osteopatía pierde su fulgor y queda reducida a una técnica vacía.

En el arte de curar, el contacto suele valorarse desde su obviedad - el gesto físico, la presión medida, la destreza manual - pero Levin nos llama a pensar en el contacto más allá de la piel como una verdadera obra de haptonomía. Nos invita a considerarlo en su dimensión radicalmente humana, donde tocar es también (y de manera prioritaria) un acto de encuentro, de acogida y de reconocimiento mutuo. Más aún, el contacto es para el ser humano una memoria encarnada: sus huellas se remontan a los orígenes de la experiencia vital, allí donde el bebé se aferra al cuerpo materno, donde el mito narra la primera caricia de los dioses sobre la arcilla que es el hombre. En cada consulta, terapeuta y paciente repiten —a su escala— la escena fundadora del encuentro y, con ella, la promesa ancestral de protección y de esperanza.

De esa raíz mítica brota la segunda clave: la relación. Levin recusa la tentación - técnica o espiritualidad - de reducir el encuentro terapéutico a procedimientos mecanicistas o a neutralidades asépticas. La relación terapéutica es, para él, una obra conjunta que exige respeto a la asimetría inevitable entre ambos actores: el que busca ayuda y el que se la puede brindar. No hay simetría, pero sí hay posibilidad de alianza. El espacio de la terapia es un "santuario laico" donde se negocian permisos, se reconocen vulnerabilidades y se establecen pactos. Solo cuando la relación está formada puede surgir la verdad clínica: la comprensión profunda de lo que acontece, de lo que duele y de lo que puede cambiar. Levin introduce en este proceso una reflexión ética y filosófica de gran calado: el conocimiento en medicina no es propiedad del experto, ni el mero dato, sino surgimiento intersubjetivo, fruto de la narración y la participación.

La biomecánica es la tercera joya, pero lejos de ser un concepto frío y mecanicista, Levin la reinventa como una nosología del "vivir encarnado". No se trata solo de palpar el movimiento, la elasticidad o la tensión; se trata de captar la actividad de los tejidos como manifestación del continuo ajuste vital entre reposo, esfuerzo y agotamiento. La mecánica de la vida nos recuerda, es indisoluble de la biografía del órgano, de su carácter, de los ciclos de fatiga y recuperación. El músculo, la mucosa, la fascia; todos tienen una historia, necesitan ser escuchados en su singularidad. El cuerpo deja de ser una máquina de piezas reemplazables y deviene un territorio plural, dinámico, sensible al sentido y a la memoria.

Uno de los mayores logros del libro es mostrar que el osteópata no es un mero ajustador funcional, sino un mediador de relaciones significativas entre el paciente y su cuerpo, entre el presente biográfico y la memoria mítica de la especie. Si bien la clínica exige destrezas palpatorias finas y un saber técnico riguroso, el verdadero arte radica en la sensibilidad para leer la experiencia - y la Resistencia - de los tejidos, para dar espacio a la palabra, al silencio y al ritmo propio del proceso de sanación.

El hilo subterráneo que une estos tres tesoros es la convicción, sostenida y argumentada a lo largo del texto, de que toda práctica sanitaria descansa en la integración de dimensiones que la medicina dominante muchas veces separa. El cuerpo que se trata y el cuerpo que se vive ("Körper" y "Leib") no son enemigos, sino dos formas de estar en el mundo, mediadas por el lenguaje, la historia y el mito. La ciencia investigadora y el saber experiencial dialogan y se corrigen mutuamente. Así, la osteopatía auténtica se revela como ciencia natural y humana, capaz de mantener el equilibrio entre la investigación empírica, la ética del cuidado y la apertura al misterio del vivir. Todo esto permite poder trabajar desde las causas y dejar en un segundo plano las variables.

Levin evoca con lucidez el papel de lo simbólico y lo mitológico en la reformulación de la osteopatía contemporánea.

Entiende, con pensadores como Klaus Heinrich, que curar es también un acto de re-ligación, en el sentido sagrado y profano: reparar la fractura entre razón y mito, entre disciplina técnica y apertura al sentido común de la existencia. La recuperación del mito - no como superstición, sino como lenguaje originario de la experiencia - facilita la integración psíquica y somática, permitiendo que el paciente recupere pertenencia y significado en su vivencia corporal.

Finalmente, "El tesoro de la osteopatía" es una invitación al lector - terapeuta, paciente, estudiante o curioso - a asumir la complejidad y la belleza de lo viviente sin atajos ni dogmas. Es un llamamiento ético para ejercer la curiosidad, la autocrítica y la ternura, a sostener la ambivalencia y la incertidumbre, y a cultivar, sobre todo, la humildad ante el misterio que encierra cada cuerpo y cada vida. Solo así, sugiere Levin, los tres diamantes de la osteopatía - el contacto, la relación y la biomecánica - brillan y contribuyen genuinamente a la salud y el desarrollo humano.

En suma, el lector tiene en sus manos no solo un manual de práctica osteopática, sino también una brújula para el cuidado del otro y de sí mismo, una cartografía donde ciencia, arte y mito confluyen y se enriquecen de modo inseparable. Bienvenido al viaje.

Jesús de Miguel
Madrid, julio 2025

ÍNDICE

INTRODUCCIÓN

El tesoro de la osteopatía contiene tres diamantes. Los tres diamantes, en su forma pulida, se conocen como las tres Bes (por sus siglas en alemán) o los tres brillantes. Representan el contacto (**B**erührung), la relación (**B**eziehung) y la biomecánica (**B**iomechanik). Estas tres Bes son lo más valioso que la osteopatía puede ofrecer. Si colocamos los tres brillantes en la constelación adecuada, no solo desarrollarán su propio poder, sino que se estimularán mutuamente y aparecerán en todo su esplendor.

Para extraer el tesoro se necesitan manos suaves y luego las herramientas adecuadas para pulir los diamantes. En los primeros capítulos desarrollaremos en detalle la cuestión clínica y describiremos y trabajaremos paso a paso las tres Bes:

- las cualidades osteopáticas del contacto terapéutico,
- la configuración de la relación terapéutica y del proceso terapéutico,
- la interpretación de los estados de actividad en una nosología biomecánica.

El primer diamante ha sido tallado y pulido a la perfección en 130 años de osteopatía, mientras que los otros dos no han podido brillar. Las cualidades osteopáticas del contacto terapéutico son múltiples y sutiles. La configuración de la relación terapéutica ha permanecido durante mucho tiempo en la sombra. La interpretación de los estados de actividad tisular se encuentra desde hace tiempo en una crisis provocada por la fijación en la función y la disfunción osteopáticas.

Dado que es éticamente necesario y contribuye de manera decisiva al éxito del tratamiento, la competencia para configurar la relación terapéutica debe ocupar un lugar central en la formación osteopática. La configuración de la relación terapéutica va mucho más allá del autocuidado y la actitud respetuosa del terapeuta. Se trata más bien de crear un marco profesional para la terapia y de ayudar a configurar los procesos terapéuticos de regulación del contacto, de la transferencia y de la regresión. El desarrollo de la sensibilidad osteopática debe estar integrado en la relación terapéutica, ya que solo en esta relación surge la verdad clínica. Si queremos seguir perfeccionando el contacto terapéutico para leer mejor la historia y el presente de las cualidades de los tejidos, esta lectura refinada solo puede aplicarse en el contexto de la nosología biomecánica y la relación terapéutica.

Para ilustrar estos temas, volvemos una y otra vez al tratamiento de los órganos internos. El ejemplo del tratamiento de los órganos no es arbitrario. Los órganos fueron los primeros en mostrar los límites del pensamiento en términos de función osteopática. En este sentido, el tratamiento de los estados de actividad de los órganos es un ejemplo de la refundación de la osteopatía. Los desplazamientos y procesos de fricción que demostramos en los órganos - pero también en el ejemplo del erguimiento y otras capacidades complejas - afectan a todos los ámbitos de la osteopatía. La fisiología, y no la anatomía, es la ciencia que guía la osteopatía; la descripción de los estados de actividad es nuestro punto de referencia, y no el modelo de función y disfunción.

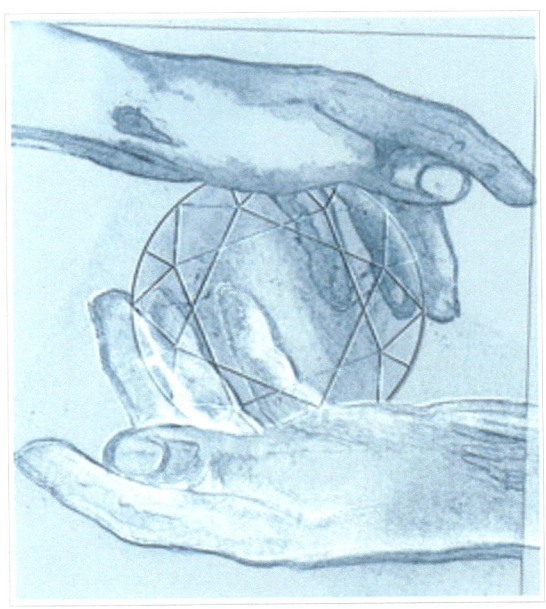

Fig. 1: Un diamante se procesa

Durante más de un siglo, este modelo se ha desarrollado sobre el aparato locomotor y se ha transferido al sistema craneosacral y a los órganos. Hoy en día podemos ver claramente que esta transferencia no ha dado lugar a una clínica realista. Las últimas décadas han demostrado además que estos conceptos se han convertido en un obstáculo para el desarrollo. Los órganos internos son testigos principales de la necesidad de superar estos obstáculos. Esto es posible si trabajamos las tres Bes hasta alcanzar su máximo esplendor.

Al final, llegamos a referirnos a las incubadoras y talleres, en los que el tesoro de la osteopatía puede satisfacer las exigencias de la reflexividad y la integración en los discursos científicos: la universidad y el laboratorio osteopáticos. Estos talleres son campos de trabajo fundamentales para el desarrollo de la osteopatía. Sin ellos, incluso el diamante más hermoso se empaña y pierde su brillo. En estos lugares, el tesoro de la osteopatía puede desarrollar una identidad profesional acorde con los tiempos. La osteopatía realizará así su base material e intelectual. Se desarrollará por igual como ciencia natural y humana.

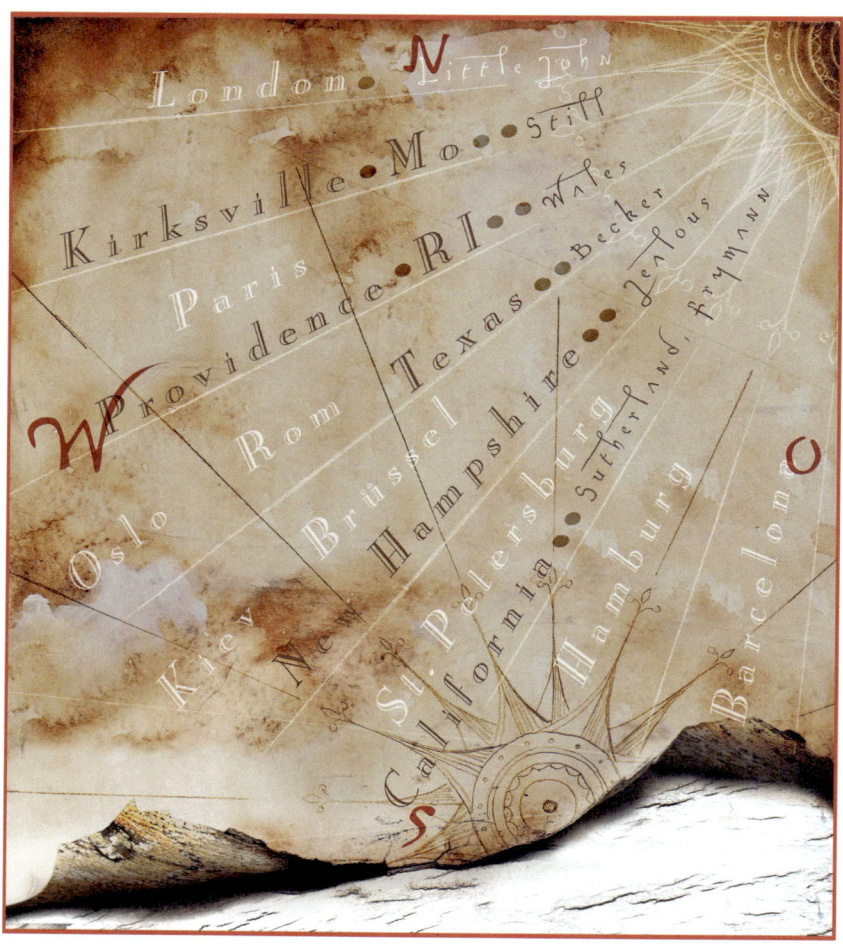

Fig. 2: Exitosa búsqueda de un tesoro en la playa

1

PLANTEAMIENTO CLÍNICO EN EL DIAGNÓSTICO Y EL TRATAMIENTO

Al igual que un periodista o un criminólogo, como clínicos de los órganos internos debemos responder a las tres preguntas fundamentales: ¿qué?, ¿cómo? y ¿cuándo? La pregunta sobre qué hay que tratar plantea tanto la cuestión de qué tejido u órgano necesita nuestra ayuda como la de qué hay que cambiar en ese tejido u órgano, ya que no funciona «lo suficientemente bien». En la tradición del tratamiento de órganos, había respuestas que no eran lo suficientemente buenas, por ejemplo, la afirmación de que todos los órganos deben moverse y que la tensión es mala. Esta suposición, también conocida como «disfunción somática», expresada esquemáticamente como «el movimiento es bueno, la tensión es mala», ha demostrado ser poco beneficiosa para los órganos. Por lo tanto, antes de cualquier examen o tratamiento manual, vale la pena preguntarse cómo expresan los órganos su salud y su enfermedad. Rápidamente se hace evidente que incluso hablar de «los órganos» es demasiado impreciso. Los órganos internos son tan diferentes en su carácter y en su forma de vida que debemos diferenciar las cuestiones relacionadas con ellos.

Por lo tanto, buscaremos similitudes entre los órganos y, al mismo tiempo, destacaremos sus diferencias. El intestino delgado, como órgano hueco clásico y tubo intestinal, expresa la salud y la enfermedad de manera diferente a un hígado lleno de sangre o un cerebro eléctricamente activo. Mientras que el intestino se manifiesta a través de movimientos peristálticos, el estado del hígado se refleja en su volumen sanguíneo. La salud y la enfermedad de un órgano eléctrico como el cerebro se manifestarán en cambios en las oscilaciones eléctricas.

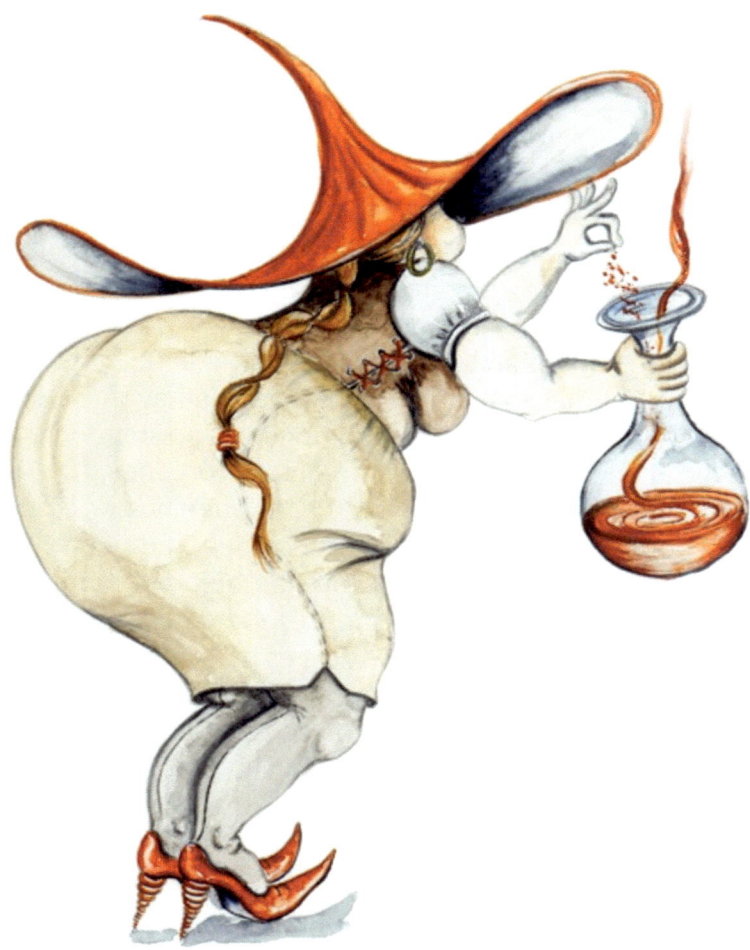

Fig. 3: Carácter y personalidad del hígado (Anja Thams)

Todos estos cambios también tienen aspectos comunes. Un órgano enfermo se comportará de manera diferente a un órgano sano, de forma muy similar a un niño, en el que a menudo notamos primero la enfermedad por comportamientos extraños o cambios de humor. El intestino delgado enfermo digiere mal y altera el comportamiento fecal. Un hígado dañado no puede realizar su función constructiva y la persona se siente cansada e irritable. Un cerebro que ya no funciona al ritmo adecuado tiende a la falta de memoria, a trastornos de la percepción o incluso a una marcha insegura. Por lo tanto, describiremos los diferentes órganos y sus respectivas características y responderemos en consecuencia a la pregunta sobre el *qué,* el *cómo* y el *cuándo* del tratamiento.

Existe un punto en común entre los órganos, que tiene que ver con el hecho de que aquí consideramos los órganos internos desde el punto de vista de la terapia manual. Mientras que los órganos individuales expresan sus capacidades de diversas maneras, para el trabajo manual es de especial interés la expresión mecánica. Esta limitación o similitud forzada de los órganos solo tiene que ver con el hecho de que en el tratamiento manual se pueden sentir fácilmente y sin esfuerzo los cambios mecánicos. Aunque en el hígado se producen todo tipo de procesos químicos, con nuestras manos solo sentiremos el efecto mecánico de estos procesos. Cuando el corazón está activo, se producen fuertes cambios eléctricos y electromagnéticos que solo percibimos manualmente como cambios mecánicos de estado. El intestino delgado y los pulmones son órganos que están en contacto e intercambio constante con el entorno. También en este caso, los cambios cualitativos que conlleva este contacto los percibimos como cambios mecánicos.

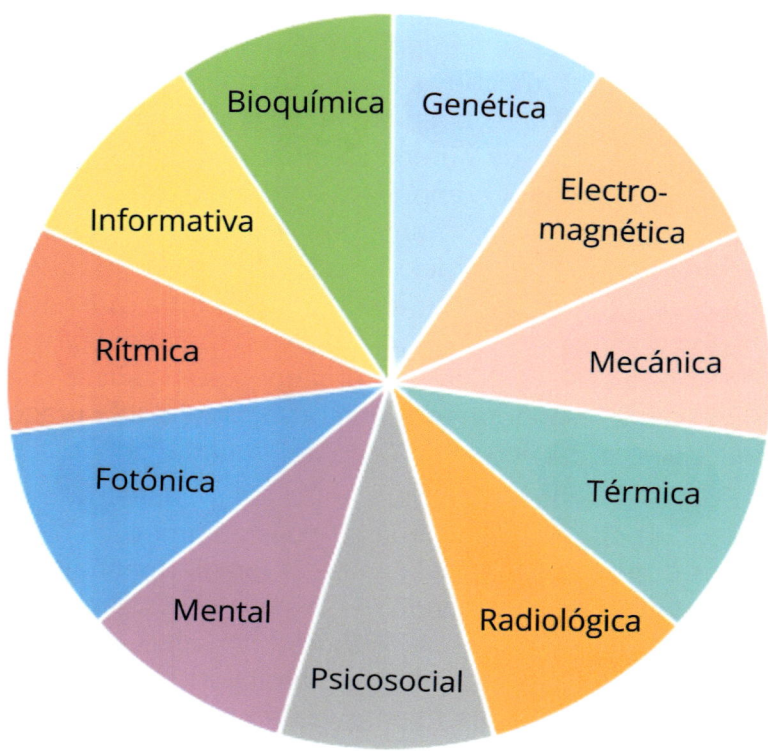

Fig. 4: La actividad de los tejidos y de los órganos se expresa de muchas formas distintas: de forma biomecánica, química, electromagnética, energética, biográfica, sensoriomotora, térmica y mental-espiritual.

La variada vida de los tejidos y órganos abarca, por tanto, aspectos biomecánicos, químicos, electromagnéticos, energéticos, biográficos, sensomotores, térmicos y psíquico-espirituales. Solo nuestra propia limitación al ámbito del trabajo manual hace que nos ocupemos preferentemente de los aspectos biomecánicos. Al mismo tiempo, en la fisiología y, en particular, en los enfoques holísticos de la medicina natural, se encuentran repetidamente indicios de que estos aspectos respectivos son traducibles entre sí. Así, es posible que el cambio eléctrico también conlleve un cambio mecánico; a la inversa, un cambio mecánico también puede afectar a otros aspectos, como la actividad química del órgano, o estar asociado a ella. En la medida en que existan pruebas de tales simultaneidades e interacciones, las destacaremos una y otra vez, ya que constituyen el núcleo del trabajo manual. Al mismo tiempo, aconsejaremos cautela en materia de teoría científica y no daremos por sentado automáticamente que todo está siempre conectado con todo. La influencia recíproca de los diferentes aspectos de la actividad orgánica es demostrable, pero es una suposición arriesgada por parte de la medicina holística afirmar que estos aspectos siempre se superponen de forma idéntica y no requieren mediación.

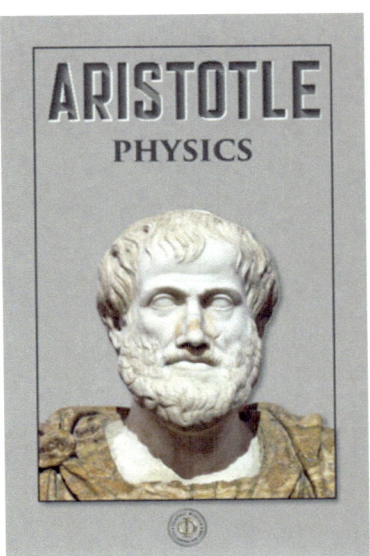 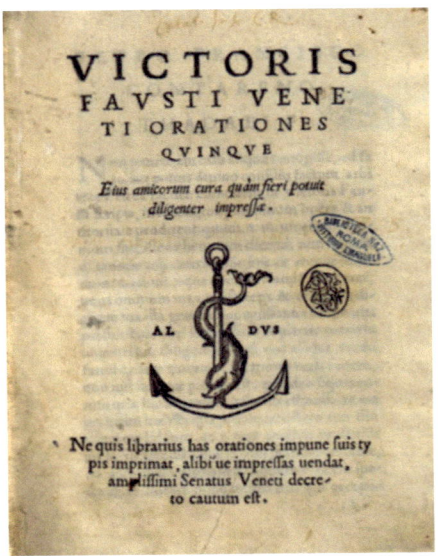

Fig. 5: El Professor italiano para Griego y arquitecto naval Vittore Fausto (1490-1546) tradujo al latín el libro sobre física de Aristóteles (gr. physiké)

Valoración de la biomecánica de los tejidos

La mecánica de los tejidos vivos se denomina *biomecánica*. «Bio» se refiere a lo vivo y lo orgánico, en contraposición a lo inorgánico. En el ámbito de la medicina humana, resuenan aspectos de la vida humana: autorregulación, comunicación, relación con el entorno, integración, adaptabilidad, metabolismo, crecimiento, instintos, autorreproducción, mortalidad, relación con el tiempo y el espacio. Si aplicamos *la mecánica* al ser humano vivo, se consideran *las fuerzas* y *los movimientos* del organismo; así, el impulso, la organización direccional, la espacialidad y la temporalidad del organismo son temas de investigación biomecánica. Dado que las fuerzas no solo dan lugar a la *biodinámica*, la *bioestática* también se incluye en la biomecánica. La biomecánica no es sinónimo de determinismo o mecánica newtoniana. La mecánica de los tejidos vivos incluye la mecánica newtoniana, la mecánica cuántica, la termodinámica, la dinámica de fluidos, etc. No hay ninguna razón para identificar la biomecánica con el aparato locomotor. En los sistemas vascular, visceral y respiratorio, la mecánica se expresa de la siguiente manera: elasticidad, estabilidad en la forma y la posición, presión, movimiento intrínseco y espacial, dinámica de volúmenes y movimiento de fluidos, ritmicidad. La realización de una biomecánica seria y percibida de forma coherente desemboca en una semiología clínica biomecánica.

1.1 ¿Qué tratar?

Si queremos examinar y tratar los órganos internos desde el punto de vista de su actividad mecánica, ya hemos dado un primer paso importante y hemos respondido de forma elegante y de paso a la pregunta de *qué* tratamos. La respuesta es: ¡tratamos la actividad! Si lo concretamos más, diremos que examinamos, interpretamos y tratamos los estados de actividad de un órgano.

En el contexto clínico, por supuesto, debemos ser más precisos y determinar qué estados de los tejidos y órganos requieren tratamiento y cuáles es mejor dejar sin tratar. Para ello, seguiremos naturalmente las descripciones fisiológicas. De este modo, los órganos se revelan ante todo como seres rítmicos. Todos los órganos conocen un estado de reposo activo y un estado de estrés hiperactivo. El cambio rítmico entre el reposo y el esfuerzo es normal en todos los órganos. Solo cuando la actividad de un órgano ya no puede regular este cambio rítmico, es necesario tratarlo.

1.2 ¿Cómo tratar?

Una vez que hemos aclarado qué órgano hay que tratar, surge la siguiente pregunta: ¿cómo se puede tratar? Esta pregunta despierta, naturalmente, el orgullo del artesano que hay en nosotros. ¿No es precisamente por eso por lo que hemos perfeccionado una y otra vez nuestras habilidades manuales y hemos desarrollado con refinamiento nuestra sensibilidad? Somos especialistas en las diferentes formas de tratar los tejidos, en cómo entrar en contacto con ellos de la forma más hábil, delicada y adaptada al paciente durante el tratamiento. Sin duda, no solo se requiere la destreza del artesano que llevamos dentro, sino también la capacidad del terapeuta para establecer este contacto con el paciente. La forma de tratar un órgano o a una persona no solo se determina por la motricidad refinada del artesano, sino también por la disposición del terapeuta a buscar accesos al tejido. El acceso al tejido y la alianza con el paciente son componentes esenciales de una respuesta clínicamente relevante a la pregunta de *cómo tratar*. En la terapia necesitamos un aliado y no podemos encontrarlo solo en las cualidades inconscientes y biológicas del tejido. También es necesaria la capacidad consciente y lingüística del terapeuta y de su paciente para establecer una alianza de trabajo.

1.3 ¿Cuándo tratar?

La pregunta de *cuándo* nos atormenta mucho; es la pregunta de la cronología en el tratamiento. Responder a esta pregunta supone un reto máximo para el terapeuta. Determinar el momento de un tratamiento o una intervención exige nuestra precisión en la palpación y pone a prueba nuestra comprensión clínica del proceso de curación. Si un paciente carece de estabilidad, las técnicas dinamizadoras son contraproducentes o incluso perjudiciales en ese momento.

Las leyes biológicas del desarrollo y la recuperación son la base de la cronología en el proceso terapéutico. Así, con la cronología surge también la pregunta de si la osteopatía sigue más bien un modelo de proceso terapéutico o se basa en el poder de la intervención singular en el marco de la medicina del evento. La medicina de eventos está relacionada con el sanador que sabe más y el manipulador que sabe hacer más, mientras que el proceso terapéutico se centra en la curación y la comprensión en la relación terapéutica. En la alianza terapéutica, el terapeuta desempeña un papel, pero no es ni sanador ni manipulador, y la respuesta a la pregunta clínica sobre el momento de la intervención se da en el propio proceso de tratamiento. Solo la capacidad de respuesta del paciente durante el tratamiento revela si el momento de la intervención terapéutica ha sido bien elegido. Por lo tanto, el arte del terapeuta consiste en observar atentamente los cambios en los tejidos y el estado general de su paciente durante el proceso terapéutico. La osteopatía incluye técnicas de intervención, pero aquí se concibe claramente como una forma de terapia procesual y no como medicina de urgencias.

La cuestión de *cuándo* tratar también pone a prueba la comprensión clínica de la terapia manual. Nuestra tarea es reconocer la cronología del proceso de la enfermedad y deducir las posibles consecuencias para la recuperación gradual. Evaluar correctamente los requisitos físicos y psíquicos y los procesos del proceso de recuperación es uno de los requisitos éticos fundamentales que se nos exigen a los terapeutas. Solo si apoyamos adecuadamente a nuestros pacientes, sin exigirles demasiado ni empujándoles a la crisis, podremos cumplir con el principio de no causar daño.

La nosología biomecánica nos ayudará en parte a aclarar la cuestión del momento adecuado. Un órgano que intensifica y exagera su actividad es un órgano fatigado y, a veces, también tiende a la disfunción. Para nosotros es importante reconocer si el órgano se está sobrecargando dentro de sus capacidades. Si se sobrecarga dentro de sus capacidades, entonces está en peligro, pero aún no está enfermo. Solo cuando supera el límite de sus posibilidades o se sale de su marco y ya no puede realizar sus funciones normales y se desvía de su camino, existe el riesgo de enfermedad. Reconocer la diferencia entre hiperactividad agotadora y comportamiento patológico es la capacidad fundamental que permite determinar el momento adecuado para el tratamiento.

2

PUNTO DE REFERENCIA DE LA MEDICINA MANUAL: ACTIVIDAD DE LOS TEJIDOS

Antes de adentrarnos en la discusión biomecánica del tejido orgánico, consideremos por un momento el origen de las categorías funcionales en el manejo lúdico de materiales y formas. Cuando se trata de órganos, nos encontramos con dos tipos: los que denominamos órganos huecos y los que nunca son huecos, sino que siempre están llenos de sangre.

Para comprender las categorías funcionales de un órgano hueco, la sección infantil de unos grandes almacenes puede ser un lugar de estudio adecuado. Allí podemos observar cómo los niños juegan con tubos largos que están dispuestos para ello. Así podemos reconocer todas las categorías importantes de la biomecánica de un órgano hueco. Los niños se meten en el tubo y se sientan encima de ellos sin haber pensado nunca en las categorías fundamentales de interior y exterior. Luego estiran el tubo desde dentro, lo comprimen desde fuera y establecen así, de forma visible para nosotros, lo que la biomecánica describe con la bella palabra «dinámica de volúmenes». Hacen rodar el tubo por la habitación y lo deforman, formulando así la distinción funcionalmente correcta entre movimiento espacial y cambio elástico de forma. En cuestión de minutos, podemos observar los aspectos fundamentales de la biomecánica de los órganos huecos en un juego totalmente inorgánico. Los niños también pueden esconderse en los tubos y formar cuevas. Lamentablemente, esta aventura no es compatible con las tareas de un terapeuta de órganos.

2.1 ¿Qué podemos percibir manualmente?

Ya hemos formulado algunas respuestas a la pregunta de qué podemos percibir. Hemos destacado que los órganos expresan su estado de salud y su estado de ánimo a través de su comportamiento. Esto lo podemos percibir incluso sin utilizar las manos, por ejemplo, a través de los ruidos respiratorios o la frecuencia con la que se va al baño por la noche. A continuación, hemos limitado la pregunta a las cualidades mecánicas de los órganos, ya que estas las podemos percibir fácilmente con las manos. Los niños de la zona de juegos del centro comercial nos ayudaron a determinar las primeras y más importantes cualidades biomecánicas. Estas cualidades biomecánicas son: elasticidad y volumen, presión y tensión, empuje y tracción, movimiento intrínseco y espacial, forma y posición, cambio rítmico y estabilidad.

Implícitamente, ya habíamos anticipado una segunda determinación, ya que habíamos hablado de la actividad de los órganos. Percibir los estados de actividad y clasificarlos clínicamente resultará ser el eslabón central entre la terapia manual y el mundo de la fisiología y la fisiopatología. Estableceremos esta conexión una y otra vez para no centrarnos demasiado en el trabajo manual. Hablar de los estados de actividad nos mantiene cerca de las ciencias y, al mismo tiempo, tiende un puente hacia la palpación situacional en la terapia.

2.2 Actividad en reposo y bajo esfuerzo

Para sumergirnos en la gran corriente del discurso científico y dejarnos llevar por él, hablamos de los estados de actividad de los tejidos y órganos. Seguimos la fisiología en la clasificación básica de estos estados. Esta describe cada sistema orgánico en una alternancia de actividad en reposo y bajo esfuerzo. Cada órgano sano - ya sea el corazón, los pulmones, el cerebro o el intestino - muestra su fuerza en reposo y en diferentes situaciones de esfuerzo. El esfuerzo es normal y provoca una hiperactividad del órgano. Por lo tanto, una hiperactividad adaptada al esfuerzo es un signo de tejido sano y no requiere tratamiento.

Dependiendo del sistema orgánico, este cambio fisiológico entre actividad en reposo y actividad bajo esfuerzo se denomina de forma diferente. En la actividad cardíaca y pulmonar hablamos de ritmos de reposo y esfuerzo. El cerebro presenta diferentes oscilaciones eléctricas en reposo y en hiperactividad. El intestino siempre se evalúa en los estudios científicos y en el diagnóstico en dos situaciones: en estado vacío con actividad en reposo («house keeping») y en hiperactividad fisiológica provocada por el estímulo de la comida.

La comprensión osteopática de los estados de salud y el curso de las enfermedades ha avanzado mucho desde que se centra en la expresión biológica de la actividad de los órganos y los tejidos. En la diferenciación clínica de los estados de actividad, tendremos en cuenta la cronología fundamental para el desarrollo de la enfermedad. El cambio entre la actividad en reposo y la hiperactividad fisiológica (esfuerzo) es normal y saludable. La oscilación normal y saludable de la actividad se ve alterada cuando la hiperactividad se ha fijado, es decir, cuando ya no se puede regular. Entonces, la actividad ha perdido su ritmo. Lo mismo ocurre cuando ya no se puede mantener la actividad en reposo normal y se produce una pérdida de la actividad básica. La fisiología habla de hipoactividad, agotamiento o insuficiencia. Debemos tener siempre presente la idea fundamental de la fisiología: la vida normal de los órganos se desarrolla en una alternancia rítmica entre actividad de reposo y actividad de esfuerzo. Estos estados deben diferenciarse en cada órgano y describirse como un mecanismo perceptible.

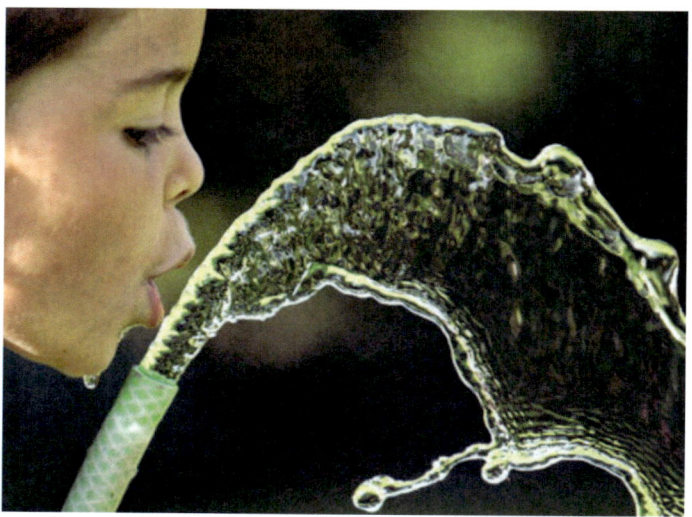

Fig. 6: La calidad sensual y perceptible del agua

2.3 Cualidades biomecánicas perceptibles

Así pues, ya podemos hacer una primera determinación de lo que se trata en el tratamiento manual de los órganos. Los órganos expresan su actividad de múltiples maneras, en la terapia manual nos referimos a las cualidades mecánicas perceptibles. Estas cualidades son: elasticidad, volumen/presión, tensión, movimiento intrínseco y espacial, forma y posición, cambio rítmico y estabilidad. Sin embargo, no nos interesan estas cualidades biomecánicas por sí mismas, sino solo en la medida en que expresan los estados de actividad de un órgano. Con la fisiología general, distinguimos entre el cambio normal y saludable de la actividad en reposo y bajo esfuerzo, y la hiperactividad y la hipoactividad no regulables y que requieren tratamiento.

2.4 Actividad de los tejidos

¿Cómo y con qué fuerza consigue un órgano producir y regular estas cualidades mecánicas y estados de actividad? Para responder a esta pregunta, debemos examinar los diferentes tejidos de un órgano. Aquí vuelven a aparecer las diferencias entre los órganos. Conocer estas diferencias facilita mucho la evaluación clínica. La diferencia entre los órganos huecos y los órganos llenos de sangre se encuentra en la mucosa.

La mucosa solo se encuentra en los órganos huecos y tiene propiedades especiales:

- Puede hincharse,
- renovarse rápidamente,
- absorber y liberar sustancias y
- colaborar con el microbioma local.

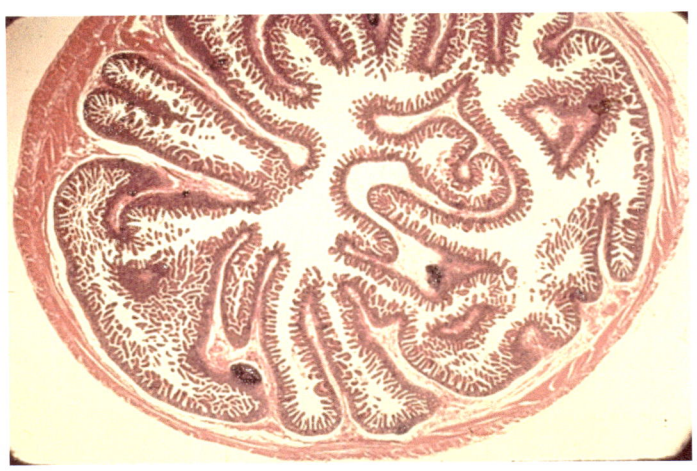

Fig. 7: Músculo y mucosa: capa gruesa de mucosa del intestino delgado.

Desde el punto de vista mecánico y químico, la mucosa es la característica distintiva de los órganos huecos. Por lo tanto, para responder a la pregunta de cómo se producen las cualidades de actividad mecánica, debemos examinar los distintos tejidos y sus capacidades. En el tubo intestinal, además de la mucosa, existen diferentes capas de musculatura lisa. Solo con estas dos capas de tejido podemos explicar los cambios volumétricos, así como los cambios rítmicos de movimiento y tensión.

Sin embargo, en el intestino también encontramos diferentes tejidos conjuntivos, una enorme variedad de plexos nerviosos y una extensa red de vasos. En los órganos sanguíneos, la mucosa desaparece y predominan los músculos y el tejido conjuntivo. Así, la compleja arquitectura vascular del hígado se asemeja a una esponja y no debe confundirse con el estómago. Las diferentes sustancias y líquidos que llenan y sostienen los órganos desde el interior también son importantes para el análisis biomecánico. Los alimentos en el estómago, el aire en los pulmones, la orina en la vejiga o la sangre en la esponja hepática son química y mecánicamente importantes para la expresión global del órgano. La interacción entre el contenido y la pared es el paradigma más básico de la biomecánica, tanto para los órganos huecos como para los órganos llenos de sangre.

Estados de actividad de los órganos en términos mecánicos

Percibimos los estados de actividad de los órganos en términos mecánicos: con ello hemos respondido a la pregunta de este capítulo; los estados de actividad surgen de la actividad conjunta de los distintos tejidos. Nuestro punto de referencia en la medicina manual es la actividad del tejido. Por lo tanto, será importante, además de diferenciar la actividad, comprender claramente la actividad de los distintos tejidos (véase el capítulo 6) y, sobre esta base, desarrollar un acceso a las cualidades mecánicas. Una advertencia previa: no es realista suponer que podemos sentir de forma aislada la actividad de la mucosa, la musculatura o el tejido conjuntivo. En los órganos vivos y en los pacientes, lo que siempre podremos sentir será la superposición de las diferentes actividades de los tejidos. La expansión de la mucosa, que se hincha desde el interior, provoca un estiramiento de los músculos y la respuesta no se hace esperar: aumento de la tensión contraria de la musculatura. En la palpación sentimos el equilibrio momentáneo de ambas fuerzas. En condiciones de laboratorio o en casos de patología extrema, es posible que podamos percibir una capa de tejido de forma aislada, pero en el tratamiento manual sentimos la suma total de la actividad de los tejidos.

2.5 ¿Función como punto de referencia de la terapia manual?

¿Quizás esperaba que habláramos más sobre la función fisiológica de los órganos? Entonces, vamos a satisfacer esa expectativa. Hemos tardado tanto en hacerlo porque la función de los órganos es un tema muy complejo y, aunque en la terapia manual tenemos acceso a la actividad de los órganos, somos ajenos a su función fisiológica. Podríamos haberlo simplificado y decir que las cualidades perceptibles de un órgano, por ejemplo, sus cambios dinámicos de volumen o sus movimientos, son una función del órgano. Pero tal afirmación no tiene base fisiológica. Más que claridad clínica, genera confusión. Por un lado, no está claro si, por ejemplo, el movimiento de un riñón tiene algo que ver con la función renal; los estudios científicos apuntan más bien en otra dirección. Por otro lado, el concepto de función no nos ayuda cuando se trata de la pérdida de actividad tisular, es decir, de la hipoactividad. La hipoactividad es una realidad del tejido y no siempre conduce a una hipofunción. Por lo tanto, función y actividad no son sinónimos.

El nudo gordiano radica en el problema de la falta de traducibilidad de la «función osteopática» a estados de actividad clínicamente significativos. Para la terapia es importante y trascendental poder distinguir entre reposo, esfuerzo y agotamiento. Una fisiología clínica distinguiría los estados de reposo y hiperactividad regulables de la rigidez regulatoria de la hiperactividad o hipoactividad no regulables.

El nudo gordiano se ha manifestado por primera vez en el trabajo con órganos, pero su importancia va mucho más allá. Hasta ahora, la búsqueda de un correlato entre la función osteopática «movimiento orgánico» y la actividad fisiológica de los órganos no ha tenido éxito. No hay indicios de que la actividad fisiológica de un órgano como el hígado varíe con su movimiento. Solo en los movimientos fisiológicos de motilidad del corazón (sístole-diástole) y del intestino (peristaltismo) la frecuencia del movimiento es también expresión del estado de actividad. Pero no todas las expresiones de actividad pueden interpretarse clínicamente. Este es el quid de la cuestión que debemos resolver.

La función no se puede traducir en actividad

En el pensamiento funcional osteopático hay dos estados: función y disfunción. Por lo general, se reconocen por las cualidades perceptibles del movimiento y la tensión. La fisiología clínica conoce un continuo de actividad con al menos cuatro estados de actividad clínicamente diferenciables: actividad normal en reposo e hiperactividad normal bajo esfuerzo, hiperactividad no regulable e hipoactividad. El objetivo de una osteopatía basada en la fisiología es interpretar clínicamente la expresión de la actividad tisular dentro de estos cuatro estados.

En el siguiente apartado, utilizando el ejemplo de los parámetros inflamatorios, mostraremos cómo el concepto de función y el estado de la actividad tisular entran en contradicción irresoluble. Tras muchos intentos fallidos de conciliar la «función osteopática» con las descripciones de la actividad de la fisiología, llegamos a la conclusión de que, en la mayoría de los casos, estos dos mundos no son traducibles entre sí. Por lo tanto, proponemos sustituir los conceptos osteopáticos de función por una comprensión de los estados de actividad inspirada en la biología y la clínica. El futuro de la osteopatía pertenece a la actividad.

2.6 El futuro de la osteopatía pertenece a la actividad

La reacción inflamatoria es un ejemplo importante y claro de la contradicción entre función y actividad. Se caracteriza por un aumento del calor, hinchazón o aumento del tejido, mayor sensibilidad al dolor y enrojecimiento debido al aumento del riego sanguíneo. Esta descripción ya deja claro que la reacción inflamatoria es una expresión de hiperactividad.

Reacción inflamatoria: aumento de la actividad, pérdida de función

Estos cuatro parámetros fueron descritos por Celsius hace más de 2000 años. La inflamación es un proceso que se caracteriza por un aumento de la actividad, es decir, por hiperactividad. La quinta determinación, la *functio laesa* (pérdida de la función), ha llevado a confusión en los conceptos de la terapia manual. ¿La reacción inflamatoria es una hiperactividad o una hipoactividad? ¿Una hiperfunción o una hipofunción?

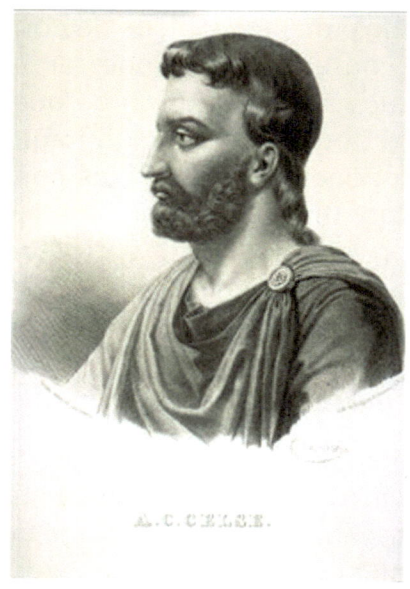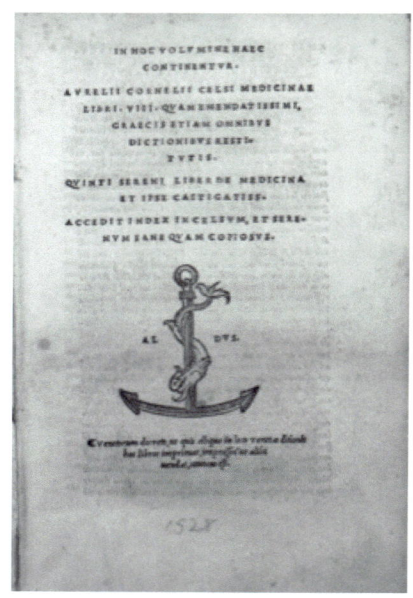

Fig. 8: El erudito romano universal Aulus Cornelius Celsus, que vivió alrededor del año 25 a.C. hasta el año 50 d.C., describe en su libro sobre medicina ("De medicina") los hasta hoy válidos signos de una inflamación: calor, tumor, rubor y dolor.

¿De dónde proviene el quinto parámetro, que determina en gran medida la imagen actual de la inflamación en la terapia manual? El quinto parámetro no se añadió hasta el siglo XIX y aún no sabemos con certeza a qué médico se le debe. Posiblemente fue el genio de la medicina Rudolf Virchow quien añadió la pérdida de función en la inflamación como quinto parámetro. No fue hasta mediados del siglo XIX cuando la fisiología y la medicina comenzaron a entender los órganos en términos de función y no solo en términos de forma. Así, a los cuatro elementos de la actividad aumentada se añadió el aspecto de la pérdida. Desde entonces, convivimos con esta contradicción en la descripción de la inflamación: es al mismo tiempo un exceso de actividad y una falta de función, pero también un estado de hiperactividad y pérdida de función:

- hiperactividad de las cuatro reacciones tisulares (calor, tumor, rubor, dolor),
- hipofunción (functio laesa).

Este enigma solo puede resolverse si reconocemos y nombramos las diferentes perspectivas en la descripción de la inflamación: las cuatro primeras son parámetros de la actividad inflamatoria en el tejido; el quinto aspecto solo se revela cuando tenemos la posibilidad de definir la función de un órgano y, a partir de ahí, determinar la pérdida de la función orgánica. Aquí se hace evidente la importancia de distinguir entre actividad y función.

Tomemos, por ejemplo, una rodilla inflamada e hinchada. Aquí encontramos todos los signos clásicos de inflamación: calor, hinchazón, enrojecimiento y dolor. Naturalmente, una persona cuidará esa rodilla y la moverá lo menos posible. Es posible que el movimiento sea limitado debido al dolor y la hinchazón. En la medida en que consideramos el movimiento como una función de la articulación de la rodilla, existe una limitación funcional. Debemos distinguir entre parámetros funcionales y parámetros relacionados con los tejidos.

Salto categorial

¿El movimiento de una articulación de la rodilla es equivalente a su función? En absoluto. Una rodilla debe poder moverse, pero también debe ser estable y poder hincharse cuando está inflamada. La reacción inflamatoria es un ejemplo claro de cómo el concepto osteopático de función entra en contradicción con la actividad tisular y, por lo tanto, se desvía. La contradicción entre función y actividad representa un salto categórico. La tradición osteopática se posicionó desde el principio del lado de la función. La actividad tisular pasó a un segundo plano, al igual que la conciencia de la contradicción. La falta de sensibilidad hacia el salto categórico ha llevado a identificar la pérdida de movimiento (M) con la pérdida de función (F): M disminuida = F disminuida. Esta identificación se generalizó precipitadamente y se definió el movimiento como expresión de la función (M = F). Esta identificación y generalización se ha afianzado en los conceptos parietales y craneosacrales. Solo los órganos se han opuesto vehementemente y han logrado hacerse oír.

Digresión: interés por la función

Es interesante considerar el contexto en el que entró en juego el quinto parámetro de la pérdida de función. Hasta mediados del siglo XIX, la anatomía comparada, la embriología y la morfología eran las disciplinas determinantes de la medicina. Solo entonces se hizo cada vez más evidente el interés por investigar la regulación fisiológica de una función. Así, a partir de mediados del siglo XIX, se investigó experimentalmente la función de los órganos. Había llegado el momento de ampliar la descripción de la reacción inflamatoria en el sentido de la teoría funcional. Los conceptos de función y regulación se oponían a los conceptos de sustancia de la medicina antigua y medieval, que se reflejaban en la patología humoral (teoría de los humores). El fisiólogo francés Claude Bernard, que investigó por primera vez la función del páncreas en experimentos, es un ejemplo de esta nueva generación. La osteopatía temprana también se vio marcada por estos cambios. A. T. Still aún oscilaba entre los antiguos conceptos de forma y sustancia y el nuevo pensamiento funcional. Por el contrario, la primera generación de alumnos de Still se interesó cada vez más por la regulación de las funciones.

Fisiología de los estados de actividad

Aunque podamos reconstruir y comprender históricamente el origen del quinto parámetro, sigue existiendo una indefinición fundamental del concepto osteopático de función. La osteopatía ha elevado una cualidad perceptible (por ejemplo, el movimiento o la tensión) a la categoría de función. Esto contradice la fisiología de los estados de actividad y da lugar a conceptos clínicamente cuestionables. ¿Cuál es entonces el punto de referencia de la acción osteopática: el aumento de la actividad del tejido o la disminución de la función? En lo que respecta al tejido, debemos permitir que la actividad inflamatoria siga su curso o favorecerla para que pueda llegar a buen término. Pero ¿cómo debemos reaccionar ante la función? La función motora está disminuida, la función de estabilidad y la función de inflamación están aumentadas. A estas alturas, el concepto de función ya no es clínicamente comprensible. En fisiología se aplica lo siguiente: hay estados de actividad que se expresan en diferentes cualidades perceptibles (como elasticidad, volumen, movimiento, tensión, forma). No podemos calificar estas cualidades como funciones buenas o malas, ya que son meros estados de actividad de los órganos.

Inflamación y actividad de los órganos

¿Qué ocurriría en el caso de un órgano inflamado? Un hígado inflamado también puede estar hinchado. Si aumentara el riego sanguíneo, su color solo cambiaría ligeramente, ya que se trata de un órgano lleno de sangre. El hígado en sí es poco sensible al dolor y, en la patología general, se aplica la siguiente máxima: el cansancio es el dolor del hígado. Sin embargo, como la inflamación irrita el tejido circundante, puede producirse dolor. También sería posible un aumento de la temperatura en el hígado. El cansancio que se constata es el de todo el paciente, ya que el hígado ya no es capaz de cumplir sus funciones. Así, también en este caso podríamos expresar la inflamación de un órgano como hiperactividad tisular e hipofunción. Esto habría que diferenciarlo de un esfuerzo excesivo puntual. Así, con un alto consumo de alcohol (tóxico), el hígado haría frente a este gran reto (desintoxicación) mediante hiperactividad e hiperfunción.

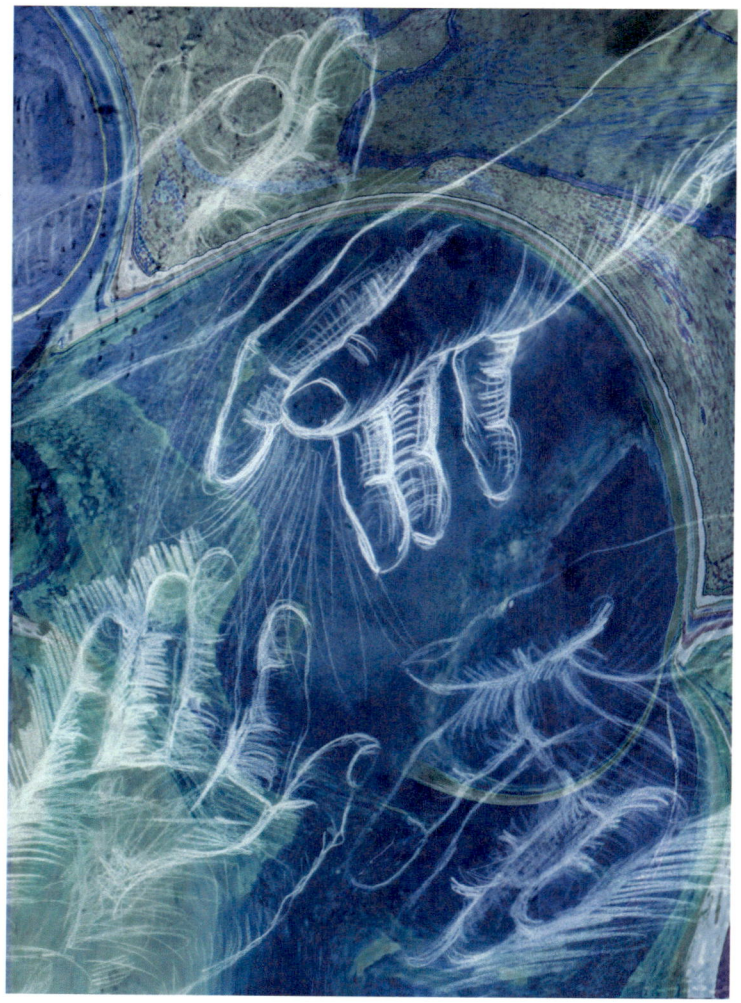

Fig. 9: El futuro de la osteopatía es tisular (Anja Thams).

El futuro es tisular y activo

En lo que respecta a los órganos internos, la contradicción entre la determinación osteopática de la función y la actividad fisiológica de los tejidos era flagrante. Por ello, muy pronto se reconoció la limitación de la identificación osteopática de la función con el comportamiento del movimiento. La osteopatía visceral ha comenzado a desorientarse de las funciones. Se ha dado cuenta de que solo puede ser clínicamente relevante si se orienta hacia la expresión palpable de la actividad tisular.

Un hígado o un riñón tienen muchas funciones fisiológicas, pero estas no se correlacionan con su función osteopática de movimiento. Ni la frecuencia ni la amplitud son parámetros para determinar la actividad fisiológica o tisular de un órgano. Las frecuencias de reposo de los grandes sistemas rítmicos (fases cardíacas, ritmo respiratorio, motilidad gastrointestinal) cambian a lo largo del ciclo vital y en función del estado de entrenamiento; un diagnóstico basado únicamente en la frecuencia no es suficiente. El error de identificar la frecuencia de movimiento con la función se cometió en numerosas ocasiones en la osteopatía craneal y no debe repetirse. El movimiento de los órganos, en frecuencia y amplitud, no debe interpretarse como una expresión directa del reposo fisiológico y la hiperactividad.

Así, los órganos internos nos obligan a «pensar en términos de tejidos» y a «actuar en términos de tejidos», a distinguir claramente entre la actividad y la función osteopática de los órganos internos. La percepción y la actuación osteopáticas en el ámbito de los órganos deben ocuparse de la palpación y el tratamiento de los estados de actividad. La conexión con los estados de actividad nos mantiene cerca de la fisiología y tiende un puente hacia la palpación situacional en la terapia. Aquí se unen, al menos en parte, la descripción científica y la percepción clínica. Entonces, el concepto de actuación osteopática se vuelve compatible con los conceptos de la fisiología y abre la puerta a una nosología biomecánica, es decir, relacionada con las cualidades biodinámicas y bioestáticas.

3

CONTACTO, RELACIÓN, BIOMECÁNICA

Este capítulo sintetiza los fundamentos de la osteopatía en el tratamiento de los tres brillantes. Este resumen refleja la esencia de la terapia osteopática. Por un lado, sacamos a relucir el tesoro de la osteopatía; por otro, los tres brillantes —el contacto, la relación y la biomecánica— también marcan un límite mínimo en la reducción del complejo proceso terapéutico. No aceptamos un grado menor de complejidad como requisito básico de la osteopatía.

Siempre que hablamos de órganos o tejidos y de su actividad y llegamos a la situación del tratamiento, entran en juego estos tres factores:

- las cualidades de la palpación en el contacto terapéutico,
- la configuración de la relación terapéutica,
- la interpretación en el marco de una teoría biomecánica de la nosología.

Para crear los tres brillantes, necesitamos instrumentos de trabajo, pulido y análisis. La experiencia de intentos anteriores sugiere que, para aclarar las tres Bes, es útil distinguir a su vez tres aspectos del proceso terapéutico:

- la eficacia de la terapia,
- la realidad del proceso terapéutico y
- el origen de la verdad clínica.

En este sentido, podríamos resumir que solo podemos acercarnos a las tres Bes si diferenciamos las tres Wes (por sus siglas en alemán) – eficacia (**W**irksamkeit), realidad (**W**irklichkeit) y verdad (**W**ahrheit). La experiencia nos dice que es difícil debatir el proceso terapéutico si estos aspectos se mezclan o se reducen a uno solo. Históricamente, se ha dado mucha importancia a la demostración de la eficacia; la formación de la verdad rara vez se ha debatido de forma crítica y los análisis de la realidad son prácticamente inexistentes.

Los estudios de eficacia nos proporcionan información sobre la eficacia de una terapia. Aun así, estos estudios no suelen ofrecer información sobre el desarrollo del proceso terapéutico. Sin embargo, investigar la realidad de este proceso es tan importante como evaluar la eficacia de la terapia. Cuando oímos hablar de estudios que determinan la eficacia de un tratamiento o método en función de la capacidad de configurar la relación terapéutica, debemos preguntarnos cuál es la realidad de esta relación. Dado que la verdad clínica surge en esta relación, también es importante para el paciente y el terapeuta cómo surge esta verdad y cómo se habla de ella.

Quienes teman que estas afirmaciones sobrecarguen innecesariamente el debate y la aplicación de una terapia con consideraciones de tan largo alcance, pueden estar seguros de que eso es precisamente lo que nos preocupa. De hecho, la osteopatía se basa en supuestos ideológicos que, en su mayoría, no se expresan abiertamente. Estos se transmiten a la siguiente generación como principios naturales y evidentes. En este sentido, debemos dar la vuelta al argumento y cuestionar las suposiciones subyacentes en la osteopatía. La tarea del discurso analítico y científico es elaborar y comprender el contenido y el contexto de las postulaciones ideológicas.

La siguiente tabla pretende servir de guía para navegar por los diferentes caminos y desvíos de este capítulo y mantener una visión general. Porque recorreremos un largo camino, pondremos de manifiesto contradicciones fundamentales y valoraremos las mediaciones y los equilibrios.

CONTACTO, RELACIÓN, BIOMECÁNICA	
Aspectos del contacto terapéutico	Palpación adaptada a las características de los tejidos y órganos, permiso para acceder a los tejidos, capacidad para percibir los límites del contacto, reflexiones sobre la ética del contacto, manejo de los daños iatrogénicos.
Configuración de la relación terapéutica	Carácter relacional del órgano, contrato de tratamiento y alianza de trabajo, permiso de acceso lingüístico, reflexión y tolerancia de la asimetría, regulación del contacto y adaptación de la actividad de momento a momento, tolerancia a la ambivalencia y al conflicto, manejo de la transferencia y la regresión, establecimiento de alianzas y creación de equilibrios.
Nosología biomecánica y semiología	Interpretación de los signos biomecánicos de la enfermedad como actividad de los tejidos: ritmo de la actividad normal en reposo y bajo esfuerzo, pérdida de actividad (hipoactividad) y rigidez regulatoria (hiper-actividad no regulable).

3.1 Con uno mismo y en relación con los demás

En esta primera sección, integraremos la capacidad de la palpación clínica y el tan cacareado diálogo con el tejido en la configuración de la relación terapéutica. A continuación, en las siguientes secciones de este capítulo, recorreremos el camino que va desde el necesario autocuidado del terapeuta hasta la alianza con la realidad del paciente. Este camino conduce al desarrollo de terapeutas seguros de sí mismos y atentos, capaces de diseñar el proceso de curación de forma profesional.

Abordaremos las dificultades y los retos que plantea el diseño del proceso terapéutico. Además, hay que señalar aquellas influencias culturales de la osteopatía que dificultan la aceptación de estos retos, como, por ejemplo, en nombre del éxito rápido de la medicina de urgencias desvalorizar o abandonar totalmente el trabajo de la relación. La fascinación por la falta de relación se manifiesta sobre todo en el elogio de la neutralidad terapéutica o en la exaltación espiritual de la osteopatía – ambas son una señal de alarma para nosotros. También deben evaluarse de forma crítica las estrategias que no quieren percibir al paciente y al terapeuta como sujetos. La desubjetivización y la desensibilización de la experiencia no son compatibles con la misión de permanecer "en uno mismo» y «en relación».

Aspectos antropológicos y existenciales del contacto

Cuando tocamos a otra persona, siempre entra en juego un rastro de recuerdo de las experiencias más antiguas. En aquel entonces, todo lo necesario para la vida estaba ligado al contacto: la alimentación, la protección, el descubrimiento del mundo y la comunicación del amor. Del mismo modo, cada contacto conlleva un rastro de retorno a la primera esperanza del ser humano, que aún no ha sido empañada por ninguna decepción ni limitada por ningún juicio. (Wilkens 2012)

Esta cita alude al profundo significado y la carga existencial del contacto en las relaciones humanas. Estos aspectos también aparecen en el contacto recíproco de la relación terapéutica, por lo que se tratará de determinar la particularidad del contacto terapéutico frente a los aspectos generales del contacto.

El significado de la relación terapéutica radica precisamente en dar forma profesional a los diferentes aspectos del contacto recíproco en el marco del proceso terapéutico. Dado que estos aspectos generales del contacto están siempre presentes y son siempre efectivos, pero no siempre podemos tematizarlos, conviene enumerarlos aquí:

- Aspectos antropológicos: bendición, protección, integración.
- Aspectos dinámicos de los instintos: relación, sexualidad, regresión.
- Aspectos éticos: pertinencia, permiso de acceso, prevención de daños.
- Aspectos epistemológicos: comprensión, empatía, formación de la verdad.

Contacto mutuo y configuración de la relación terapéutica

Dado que es éticamente necesario y contribuye de manera decisiva al éxito del tratamiento, la configuración de la relación terapéutica debe ocupar un lugar central en la clínica osteopática. La configuración de la relación terapéutica va mucho más allá de lo que se describe con los atributos de la actitud terapéutica. Dado que la relación terapéutica despliega su efecto incluso cuando no la configuramos conscientemente, una terapia que desarrolla un manejo de esta relación tiene una ventaja y está a la vanguardia.

El contacto físico en la situación terapéutica es recíproco y asimétrico. La particularidad de la relación terapéutica radica en la simultaneidad del encuentro simétrico (persona-persona) y la distribución asimétrica de tareas y responsabilidades en el proceso terapéutico (terapeuta-paciente). Aguantar esta asimetría y no refugiarse en soluciones tranquilizadoras, pero poco realistas es uno de los grandes esfuerzos del proceso terapéutico. No podemos escapar de ella. Pero quien intenta evitarla paga un alto precio: la pérdida de la realidad clínica y de la relación terapéutica.

Las cuestiones y los temas relacionados con la configuración de la relación terapéutica deben ocupar un lugar central en la práctica clínica diaria y en la autorreflexión. Estos temas son: el reconocimiento del otro, tolerar la asimetría, mantener un marco profesional para la terapia, el contrato y la alianza terapéuticos, el permiso de acceso y la regulación del contacto, la situación y el momento, el fenómeno de la transferencia y la regresión terapéutica.

Contacto recíproco y cuestión ética

La simultaneidad del encuentro simétrico (persona-persona) y la asimetría en el proceso terapéutico (terapeuta-paciente) debe convertirse en la situación de partida de la autorreflexión profesional. Así, en el contacto terapéutico se produce una forma especial de asimetría. No establece reciprocidad, aunque tocar y ser tocado es un proceso recíproco. Los pacientes buscan nuestra ayuda, se revelan y se exponen. Muchos pacientes comparten con nosotros sus miedos respecto a su enfermedad y la inseguridad personal y social que esta conlleva. Nosotros, los terapeutas, estamos del lado del conocimiento, la salud, la seguridad y la integración social. A través de la idealización de uno mismo y la disociación de los terapeutas, la asimetría de la situación inicial se exagera a menudo de forma adicional e innecesaria en nombre de la autocuración y la autonomía del paciente.

Una ética del contacto comienza con la reflexión sobre las estrategias individuales y profesionales para abordar la situación inicial asimétrica en el proceso terapéutico. La responsabilidad profesional y la transparencia serán tan necesarias como cuestionables. Es especialmente importante abordar los intentos de eludir la responsabilidad del terapeuta derivada de la asimetría creando una simetría ilusoria.

En los últimos años se han cristalizado tres estrategias para eliminar la asimetría:

- Estilización exagerada de la responsabilidad personal y la autonomía del paciente
- Retirada del terapeuta hacia sí mismo e intento de idealizar la neutralidad como actitud terapéutica
- Colonización del paciente mediante conceptos ideológicos de salud

Los atributos de la actitud terapéutica que se han debatido en los últimos años - respeto, neutralidad, consideración, empatía, atención, humildad y amor - se refieren al autocuidado del terapeuta. Estos atributos de la actitud terapéutica son demasiado egocéntricos para hacer justicia a la dinámica de la relación. Los conceptos de relación y contacto se basan en el reconocimiento y el efecto mutuos. Van más allá del autocuidado y la actitud terapéutica y, por lo tanto, son más adecuados para reflexionar sobre los aspectos éticos de la relación terapéutica.

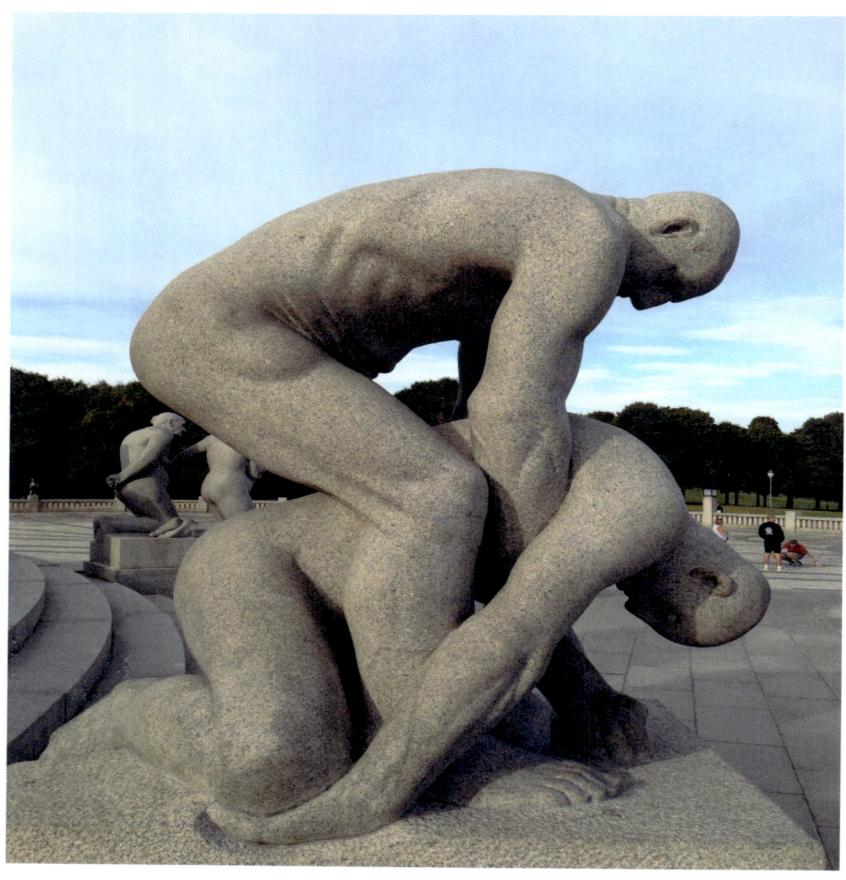

Fig. 10: El contacto en la situación terapéutica es recíproco y asimétrico.

Importancia clínica de la configuración de la relación terapéutica

La configuración de la relación terapéutica en la situación de tratamiento clínico, así como su reflexión en el discurso profesional y en la supervisión entre colegas, es una de las habilidades terapéuticas más importantes. La disposición a configurar la relación terapéutica debería ser algo natural en la imagen que el osteópata tiene de sí mismo. Podríamos argumentar que siempre se establece una relación cuando dos personas se encuentran. Sin embargo, la relación terapéutica y el contrato de tratamiento son una forma especial de relación.

Parece necesario destacar esto, ya que el éxito clínico del tratamiento depende en gran medida de la capacidad de configurar la relación terapéutica de manera que permita el proceso de curación. Si comparamos dos enfoques osteopáticos, el que cuenta con una comprensión conceptual de la relación terapéutica tiene una clara ventaja.

Objeto de la relación terapéutica

Para configurar activamente la relación terapéutica, es necesario que lo que se trata en ella sea comprensible. No se trata en absoluto solo de la actuación del terapeuta, sino también de las posibilidades de actuación y percepción del paciente por lo que ambos contribuyen a configurar la alianza terapéutica. Esta configuración recíproca da lugar a que la relación de trabajo entre el terapeuta y el paciente se encuentre en un proceso de cambio constante. Nos gustaría abordar aquí dos aspectos importantes de la relación terapéutica. El primero es el trabajo relacional y el segundo es la búsqueda de la verdad clínica.

El primer aspecto de la relación terapéutica es el trabajo relacional y la relación en sí misma. Esta formulación revela que, además del paciente y el terapeuta, existe un tercer elemento: la relación. Esta relación es lo objetivo y una de las realidades del proceso terapéutico. Debemos percibir y reflexionar sobre esta realidad para que el tratamiento clínico tenga éxito. Solo en la percepción y la reflexión sobre la relación y sus formas de desarrollo se manifiesta una doble objetividad:

- la objetividad de la experiencia y el sufrimiento de los pacientes,
- la objetividad de la actividad tisular y sus formas de expresión mecánicas.

La verdad clínica es una función de la relación terapéutica

La verdad clínica y el significado terapéutico surgen y desaparecen con la relación terapéutica. Fuera de esta relación y fuera de la situación terapéutica, no hay verdad en las terapias que implican contacto físico. La verdad clínica no surge en el terapeuta ni en el paciente. Surge en la relación terapéutica y en el proceso terapéutico. Aceptar esto es la tarea del terapeuta en la configuración de la relación terapéutica. Al hacerlo, no debemos caer en el discurso objetivador[1] de la diagnostica médica instrumental, ni alejarnos de lo que está sucediendo, cargando toda la responsabilidad y la actividad sobre el paciente.

La responsabilidad del paciente y el diagnóstico médico tienen su importancia, pero no tienen un papel preferente o exclusivo en la configuración de los procesos terapéuticos.

En resumen, se puede decir que el segundo objeto de la relación terapéutica es la formación de la verdad clínica. Esta afirmación será difícil de aceptar para algunos, ya que contradice supuestos muy arraigados. Contradice el discurso objetivador de la anatomía palpable, del movimiento como función y del cuadro clínico tratable; pero también contradice al autoempoderamiento al suponer que todo es «subjetivo» y que podemos dar rienda suelta a nuestras proyecciones.

---

1 Objetivar significa aquí desvincularse de la realidad de la situación y de la relación; como si la verdad resultante no tuviera nada que ver con la situación de la investigación y del investigador. A menudo se califica de «objetivo» el hecho de excluir al sujeto y, aparentemente, también lo subjetivo, pero se trata de una ilusión. El término «objetivar» deja claro que se trata de un proceso que sustrae al sujeto y al objeto de la objetividad de la situación y la relación. Ética y epistemológicamente, debemos especificar las condiciones de verdad de tales procesos.

Lo más objetivo que podemos ofrecer es la relación terapéutica. Pero debemos dar forma a esta objetividad. La verdad clínica surge en la relación terapéutica, y nuestro lenguaje y nuestro pensamiento deben reflejarlo y reflexionar sobre ella. Esta verdad clínica no aparece de repente y permanece para siempre. Está ligada a una relación, y esta relación cambia a lo largo del proceso terapéutico. Tanto la «situación» como el «proceso» son disposiciones fundamentales y condiciones de posibilidad de la verdad clínica. La relación surge en la situación del tratamiento y su veracidad y significado solo se demuestran a través de los cambios en el proceso terapéutico.

Configuración de una situación y un proceso

La confianza o el crédito que el paciente puede conceder inicialmente al terapeuta - tal vez porque se trata de una recomendación personal - no se mantiene así sin más. Se demuestra en el encuentro con el terapeuta, pero puede retirarse en cualquier momento según la situación. La reciprocidad de la configuración también reconoce los diferentes procesos individuales, respeta las intenciones y motivaciones, así como la situación inicial asimétrica. La situación inicial asimétrica consiste en que se trata de procesos de cambio por parte del paciente, no del terapeuta.

A menudo se presta muy poca atención a la relación terapéutica, asumiendo que de alguna manera funcionará. Diseñar activamente la relación terapéutica requiere un alto grado de actividad y disposición a la reflexión por parte del terapeuta. Dado que aquí nos dirigimos a terapeutas, la presentación se centra en las posibilidades de configuración del terapeuta. Y en este proceso no olvidamos que los pacientes también participan activamente en la configuración de esta relación. Queda esperar que pronto se publique una guía para pacientes sobre osteopatía, escrita por pacientes para pacientes, con el posible título «¿Cómo se lo digo a mi osteópata?».

3.2 Más que una actitud: la configuración de la relación terapéutica

La relación terapéutica es determinante para el éxito del tratamiento. El paciente y el terapeuta configuran esta relación conjuntamente, pero no en igualdad de condiciones. El desarrollo de la sensibilidad osteopática está integrado en el desarrollo de la capacidad de configurar la relación terapéutica. La capacidad refinada de reconocer e interpretar las cualidades del tejido solo puede desarrollarse en el marco de la relación terapéutica.

Entre las tareas del terapeuta en la configuración de la relación terapéutica se incluyen:

- Negociar el contrato de tratamiento y la alianza de trabajo
- Reconocer la conexión humana y la asimetría de la situación inicial
- Respetar los límites profesionales
- Explicar el procedimiento e informar sobre el desarrollo del tratamiento
- Regla de abstinencia, confidencialidad, protección de datos
- Revelación de intereses económicos
- Reflexión y supervisión de la propia actitud terapéutica Crear ambiente y establecer una buena relación
- Regulación del contacto y percepción de la actividad momento-a-momento en el proceso terapéutico
- Percepción de fenómenos de transferencia y deseos de regresión en uno mismo y en los pacientes
- Percepción de la resistencia y huida hacia la salud

Para desarrollar estas habilidades terapéuticas de percepción y configuración de la relación terapéutica, queremos determinar los fundamentos sensomotores y conceptuales-reflexivos y luego aplicarlos a la situación del tratamiento osteopático. Esto nos ayudará a determinar lo concreto de la relación terapéutica.

Antes, en un primer paso, debemos establecer la diferencia entre el autocuidado del terapeuta y la alianza de trabajo con los pacientes. En la presentación del proceso terapéutico se aborda con demasiada rapidez el autocuidado del terapeuta. Esto no es incorrecto, pero quedarse ahí daría la impresión errónea de que la relación está suficientemente descrita cuando reflexionamos sobre la actitud del terapeuta. Por lo tanto, formulamos claramente nuestra posición de partida: los atributos de la actitud terapéutica no son ni el horizonte ni el objetivo de una reflexión sensomotora y conceptual sobre la relación terapéutica. Por lo tanto, comenzamos la discusión con la actitud y el autocuidado del terapeuta para dejar claro que es necesario dar un segundo paso, es decir, analizar lo que ocurre en la relación terapéutica y la posibilidad del terapeuta de contribuir a configurar esta relación.

Autocuidado del terapeuta y atributos de la actitud terapéutica

Por autocuidado se entiende, por un lado, la preocupación del terapeuta por sí mismo y, por otro, los procedimientos que aplica sobre sí mismo para estar preparado para la palpación. Para completar la formación en sensibilidad osteopática, se ofrecen numerosas técnicas de atención osteopática, pero también procedimientos de preparación, técnicas de desensibilización y descorporeización.

Los atributos de la actitud terapéutica son: respeto, neutralidad, consideración, imitación, empatía, cuidado, atención, humildad, amor, magnanimidad, generosidad y misericordia. A esta ya larga lista se suman las exigencias sociales generales que se esperan de la apariencia de un terapeuta: siempre de buen humor, pero sin exagerar, con un aspecto radiante y, al mismo tiempo, trabajador, atento y solícito, sin renunciar a sí mismo.

El listón está muy alto, pero podemos tranquilizarnos y decir: el listón está tan alto para que siga siendo visible en el caos de la vida cotidiana. Se trata de verlo, no de alcanzarlo. Podríamos ocuparnos de ello durante toda nuestra vida como terapeutas. Y, sin embargo, los atributos de la actitud terapéutica, las exigencias del papel del terapeuta, todo ello forma parte del necesario cuidado personal del terapeuta. Y nada de ello garantiza que se produzca un contacto o una relación terapéuticos. La actitud terapéutica debe traducirse, transmitirse y actualizarse en el momento del encuentro entre dos sujetos. Para soportar y dar forma a este momento, para transmitirlo en un proceso terapéutico, se necesitan otros atributos y competencias. Estos tienen que ver con la capacidad de alianza y de configuración de la relación terapéutica. Es imposible esperar los mismos atributos de actitud terapéutica de los pacientes. Esto marca el límite de la simetría recíproca y lleva a situar la asimetría estructural en el centro de la mediación en el proceso terapéutico.

Por lo tanto, el autocuidado y la actitud no son conceptos relacionados con la relación y el contacto. Sin embargo, los conceptos relacionados con la relación y el contacto serían más adecuados para reflexionar sobre los aspectos éticos y terapéuticos. Del mismo modo, sería útil basar los conceptos de la alianza terapéutica en la sólida base de las experiencias sensoriomotoras en la regulación del contacto. De este modo, los conceptos no caen arbitrariamente del cielo, sino que se apoyan en las experiencias hápticas, sensoriomotoras y emocionales del proceso terapéutico.

Fundamentos sensoriomotores: cualidades de la regulación del contacto

Cualquier reflexión sobre la configuración de la relación y el proceso terapéuticos comenzaría con la experiencia y la reflexión sobre las cualidades del contacto y la regulación del contacto. Por lo tanto, también aquí comenzamos con una serie de ejercicios lúdicos que reflejan el desarrollo de las competencias profesionales de la regulación del contacto. Las siguientes explicaciones reflejan la estructura didáctica y la dinámica de desarrollo reflexivo de la competencia relacional. Siguen el siguiente esquema: desde la autopercepción propioceptiva, pasando por la experiencia sensomotora, hasta el desarrollo de conceptos reflexivos.

De la experiencia sensomotora a la reflexión conceptual

Para que la capacidad y la disposición para configurar la relación terapéutica ocupen un lugar natural en la formación y la clínica osteopáticas, el discurso sobre la relación terapéutica es fundamental para todas las demás cuestiones relacionadas con la aplicación de las técnicas manuales. Por lo tanto, la configuración y la reflexión sobre la relación terapéutica no comenzarán expresamente con la discusión de objetivos ambiciosos de una ética idealista de la relación. Así, no empezamos hablando del respeto o incluso de la humildad y el amor que deben sentir los terapeutas.

La valoración de la relación terapéutica que aquí se expone se basa en un alto grado de escepticismo hacia el discurso moralizante e idealizador. Los conceptos éticos deben basarse en experiencias hápticas. Por lo tanto, no se trata en primer lugar del respeto evidente y de la exigencia, tan manida, del amor. En su lugar, partimos de las experiencias del contacto y la modulación del contacto en el encuentro, para luego, a partir de la experiencia sensomotora, plantear las preguntas adecuadas para configurar la relación. La reflexión y la configuración de la relación terapéutica no deben separarse de las experiencias hápticas y sensomotrices.

Con uno mismo y en contacto - experimentación lúdica de la regulación del contacto

Para recorrer este camino desde la experiencia sensomotriz hasta la experiencia conceptual y reflexiva, queremos tematizar la experiencia del acercamiento y la presencia del otro en el propio espacio corporal personal.

Este enfoque conduciría a

- desarrollar las formas de entrar y salir del contacto, de estar consigo mismo y con los demás, las cualidades de liderar y seguir, de resistir de forma lúdica y de dejar que las cosas se desvanezcan.
- guiar sensomotoriamente a través de la experiencia de que una pregunta o una petición se dirigen al vacío o contra un muro de resistencia.
- experimentar cómo se siente cuando, en un proceso conjunto, el ir y venir, el dar y recibir se modula en una interacción permanente de adaptación de la intensidad y la calidad del contacto.
- experimentar cómo se percibe el contacto como cercano y lejano, como vuelto hacia uno mismo y alejado, como conectado y separado.
- experimentar las cualidades del contacto: presente y ausente, soñando relajado y flotando atento, disperso y focalizado, relajado y centrado, preocupado y en armonía, temeroso y confiado, seguro e inseguro.

De la improvisación de contacto a la reflexión conceptual

Estas amplias habilidades solo se pueden aprender a través del juego y la improvisación sensomotora y conceptual. La experiencia de dejar correr hacia la nada y de correr hacia el vacío permite una reflexión conceptual sobre las consecuencias emocionales y clínicas de tal comportamiento en la relación terapéutica. A partir de la experiencia del contacto, se pueden desarrollar de forma conceptual y reflexiva los temas que conforman la relación terapéutica: límites y reglas para el juego y la improvisación, actividad y pasividad, participación y resistencia, aceptación y rechazo, interés y crítica, totalidad y fragmentación, comprensión escénica y reflexión posterior.

Los aspectos mencionados son fundamentales para nosotros a fin de desarrollar la competencia de configuración en la relación terapéutica. Solo así podemos cumplir con nuestra tarea terapéutica, soportar las tensiones y los conflictos, así como las ambivalencias y las asincronías que inevitablemente surgen en el proceso terapéutico y en los participantes. Soportar la tensión y la ambivalencia irresoluble es una de las habilidades terapéuticas decisivas para establecer una alianza con la realidad del paciente. Aquí abandonamos irrevocablemente la esfera de la actitud terapéutica y el autocuidado y llegamos a la configuración de la relación terapéutica. El equilibrio de los conflictos y la alianza entre el paciente y el terapeuta son palabras clave decisivas para esta transición.

3.3 La alianza y la configuración de la relación terapéutica

Las palabras «alianza» y, más adelante, «pacto» se han elegido deliberadamente. Estas palabras hacen referencia a una tradición mediterránea que ha marcado tanto la religión y la cultura como el derecho y la política. Marcan una tradición de alianza opuesta a la tradición griega de iniciación y verdad. En el centro de la tradición judeocristiana no se encuentra la verdad elitista del filósofo iluminado en el misterio (Parménides, Sócrates), sino el compromiso mutuo en una alianza contractual. Esta gran tradición resuena aquí igual que la alianza de trabajo desarrollada a partir de ella en el psicoanálisis. Se trata de configurar la relación terapéutica, de procesos, y no de verdades. Lo ideal aquí serían conceptos relacionales y términos de contacto.

El tema «alianza y relación» abarca muchos aspectos. En los siguientes apartados analizaremos algunos de ellos con más detalle: contrato terapéutico y alianza de trabajo, capacidad de alianza, lealtad y traición, manejo del éxito y del fracaso, responsabilidad compartida y tolerancia de la asimetría estructural, manejo de la transferencia y la regresión, supervisión y autocrítica, manejo de lesiones iatrogénicas, determinación de cualidades de acceso, proceso y evento, vínculo y relación, autonomía y libertad, relación con el entorno e integración, experiencia y encarnación.

Capacidad de alianza

La capacidad de alianza y la capacidad de configurar la relación terapéutica es el polo opuesto a la actitud terapéutica. El concepto de alianza se lo debemos a la tradición judeocristiana. Así, desde la alianza en el Sinaí, la religión y la cultura judías se ocupan fundamentalmente de la cuestión de la justicia y el equilibrio en la alianza entre las partes contratantes. Entra aquí en juego la cuestión de la fidelidad a la alianza y al contrato. En hebreo no existe la palabra «creer». «Emunah» significa «fidelidad a la alianza» y se traduce erróneamente como «fe». La alianza es un equilibrio entre las necesidades y las fuerzas impulsoras de las personas: consigo mismas, entre ellas y con un sujeto trascendente (Dios). La alianza pone sobre la mesa el tema de la fidelidad y la traición, así como el tema de la justicia. Esta tradición ha dado lugar a una serie de grandes profetas, ya que la exigencia de justicia del pacto debe imponerse una y otra vez frente a las consolidaciones clericales y políticas. Dado que las mujeres no siempre han sido consideradas socias del pacto en igualdad de derechos, esta tradición también nos ha planteado el problema de la «tensión de género» (Klaus Heinrich) sin resolver como una cuestión de pacto y justicia.

Transiciones y trabajo de mediación

El contrato y la alianza entre los «sujetos impulsivos» (Klaus Heinrich) han influido en muchas ideas sobre la terapia, en particular en el psicoanálisis. Las alianzas son equilibrios, transiciones y mediaciones. Esta es la verdad de las religiones y las mitologías frente a la arrogancia de la racionalidad autosuficiente de la filosofía: no solo existe el día y la noche, el blanco y el negro, el bien y el mal, sino que también hay matices y amaneceres, contradicciones y asincronías, transiciones y seres híbridos. En psicoanálisis hablamos de la capacidad de soportar la ambivalencia. Soportar la ambivalencia es expresión de una psique sana. Ha superado las heridas de su narcisismo primario y, a cambio, ha obtenido la relación (amistad, amor) con otra persona.

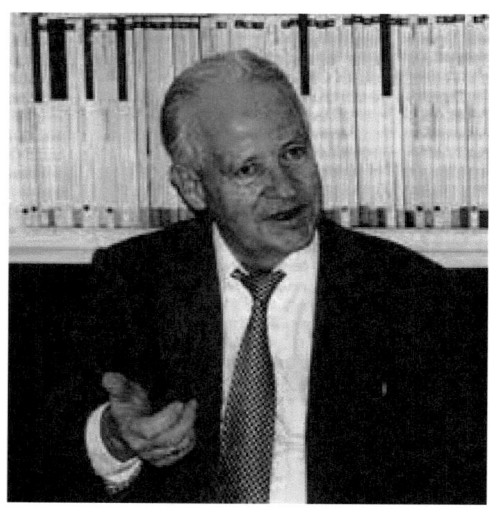

Fig. 11: **Klaus Heinrich** (1927-2020) fue un genio y un erudito de la vieja escuela, de cultura universal, pero modesto, cálido y preciso en su pensamiento y acción. Le debemos la comprensión de la encarnación como protesta contra los intentos racionalizadores de la filosofía y un análisis preciso de la simultaneidad de la encarnación y el deseo de desencarnación en las religiones. "La dificultad de decir no" (1960) fue uno de sus temas centrales y el título de su tesis de habilitación. La obra de Heinrich sienta las bases del tratamiento holístico, ya que nos invita a confrontar el poder autodestructivo de la naturaleza humana. Describió la autodestrucción como una salida destructiva a la división, como una "fascinación por la catástrofe": la placentera esperanza de que la destrucción catastrófica pueda ser la salida a conflictos aparentemente insolubles.

La mediación es humana, el lenguaje también

Las alianzas permiten que las personas convivan, les permiten adquirir experiencias y reflexionar. Las alianzas no intentan resolver las tensiones y ambivalencias de la historia individual y colectiva mediante maniobras de purificación, sino que tratan de procesarlas y equilibrarlas: buscan una tercera parte mediadora. En osteopatía, cabe mencionar aquí el concepto de equilibrio de Sutherland. Es realista y eficaz porque busca el equilibrio dentro de unos límites como acceso al proceso terapéutico. El concepto de equilibrio de Sutherland debería defenderse contra las ideas de «salud» libres de ambivalencia.

Los seres humanos necesitamos trabajo de mediación, y este trabajo es fundamental para la palpación. ¡La mediación es humana! No hay nada más humano que la necesidad y la exigencia de la mediación. Solo podemos sobrevivir si nos comunicamos a través de las relaciones, el lenguaje y los procesos sociales. El descubrimiento del lenguaje comienza con el placer de construir relaciones lingüísticas triangulares (triangulación).

La relación con el lenguaje distingue muy claramente las dos tradiciones. El iniciado en el misterio habla con los labios cerrados o no habla en absoluto. Sin embargo, este silencio o mutismo no debe considerarse una desventaja, sino que se interpreta como un signo de «verdadero» conocimiento, ajeno a la comunicación verbal y a la diferenciación. Por el contrario, en la alianza siempre debemos encontrar nuevas formulaciones para el pacto y la parte tercera que nos une; entonces, el lenguaje es necesario como uno de los medios de comunicación más bellos y, al mismo tiempo, como un maravilloso instrumento de reflexión. Las tradiciones que apuestan por el trabajo de mediación y la necesidad de la alianza son esenciales para nuestro debate sobre el proceso terapéutico y la palpación. Por eso nos referimos a ellas una y otra vez y formulamos oposición cuando se ofrecen estructuras y conceptos polares (en lugar de trinitarios), dualistas (en lugar de triangulares), inmediatos (en lugar de mediados por el lenguaje).

Momento y situación en el proceso terapéutico

Momento y situación son esos términos que aluden a la objetividad de la palpación como encuentro entre dos sujetos.

Esta objetividad es una objetividad de la percepción y del contexto concreto de la acción en la situación terapéutica. Los osteópatas experimentan la actividad de la persona y del tejido a través de su expresión momentánea en la situación terapéutica. La suposición de que la osteopatía puede hablar de estructuras anatómicas o funciones fisiológicas con una objetividad comparable y con una certeza similar a la que puede hablar de estados de actividad palpables es más que un simple error lingüístico o conceptual. Se trata más bien de una distinción fundamental entre dos enfoques: por un lado, un enfoque que incluye la acción situacional, la percepción y la comprensión, así como el conocimiento que surge de la situación; por otro lado, un enfoque que parte de un conocimiento independiente de la situación y ofrece así una lógica explicativa.

Se trata de una diferencia fundamental entre la objetividad que se deriva de la realidad del momento intersubjetivo y la objetividad que surge de deducciones lógicas a partir de los resultados de las ciencias biológicas. Se trata de formas diferentes de objetividad, no de una oposición entre subjetividad y objetividad.

Del paciente escuchado al paciente oído

Solo quiero contar algo: cómo Aristóteles me impresionó profundamente. En la Poética contradice a su maestro Platón. Cuando vas al teatro, no debes limitarte, como dice Platón, a comprender las palabras, sino que debes dejarte conmover por su sonido (no solo por el texto), su ritmo, su entonación y su melodía. Al parecer, los griegos podían oír en las entrañas. Solo quien permite al intérprete —no al actor— que le conmueva y le transporte, puede experimentar de forma mimética lo que realmente importa. Y lo que realmente importa, según Aristóteles en la Poética, es la actitud del héroe en la vorágine del destino. Y esta «similitud», «igualación» entre lo que ocurre en el interior del otro y en uno mismo se produce de forma táctil, en la carne que se palpa en el interior. Solo cuando te atrapa, la tragedia puede tener un efecto curativo, catártico. De esta manera somática y sensual es como el médico de Turingia todavía tenía que comprender a su paciente a principios del siglo XVIII. Eso era antes del gran cambio. Ah, usted pregunta: «¿Qué cambio?». Me refiero a un cambio que hasta ahora ha sido pasado por alto por los historiadores: el cambio de la práctica dialéctica a la práctica diagnóstica del médico, de la medicina «dramática», que escucha historias y se ajusta a ellas, a una medicina que observa al paciente y le guía para que se perciba a sí mismo a través de la mirada diagnóstica. Este cambio radical de la práctica médica, de la narración a la observación, del paciente escuchado al paciente auscultado, ha quedado oculto por el enfoque de la historia de la medicina en la teoría, no en la práctica, en el cambio de paradigma de una patología «humoral» a una «solidaria». Me resulta imposible convertir un soma narrativo, comunicativo, oral y dramático en objeto de una ciencia natural, ya que el ideal científico de la objetividad debe sospechar tanto del narrador como de la narración. (Duden: In Tuchfühlung bleiben, p. 6).

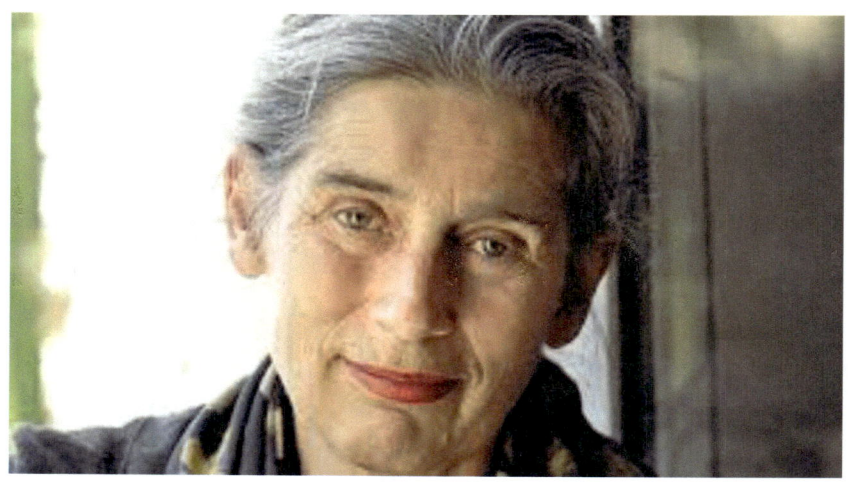

Fig. 12: Barbara Duden

Agresión y ruptura de la relación terapéutica

Probablemente no hay una ruptura más profunda en la alianza terapéutica que la lesión de un paciente por parte del terapeuta, ya sea física, psíquica o social. Hacer frente a las lesiones iatrogénicas, es decir, las lesiones causadas por la actuación del médico o terapeuta, es uno de los requisitos para establecer una relación terapéutica. Esto se aplica a las lesiones que nuestros pacientes han sufrido a manos de otros terapeutas, pero también a las lesiones causadas por nuestra propia actuación.

Los pacientes son vulnerables, se muestran abiertos en busca de ayuda y, además de los efectos deseados, se exponen a la negligencia y la destructividad de los terapeutas. Los terapeutas, igualmente vulnerables, reaccionan en la terapia en función de sus propias improntas y supuestos metodológicos. Por lo tanto, el autoconocimiento en la reflexión y la supervisión es una de las tareas más importantes del terapeuta.

Sin embargo, los terapeutas también reaccionan ante la amenaza de agresión de sus pacientes. A veces, incluso debe ser posible el tratamiento terapéutico de la destructividad física; así, los niños con trastornos de conducta siguen siendo personas bajo protección, incluso si amenazan con destruir algo. Por su parte, los pacientes pueden esperar que los terapeutas tengan la competencia personal necesaria para no utilizar su agresividad como amenaza oculta ni disimularla tras formulaciones untuosas. El manejo de tales sentimientos y situaciones forma parte del trabajo diario y no equivale a la ruptura de la relación terapéutica. Es más bien el material o el objeto de la configuración de la relación. Cuando se producen lesiones iatrogénicas, surge con urgencia la pregunta: ¿cómo puede ayudar una ética del contacto físico en un caso de daño iatrogénico? ¿Y qué es necesario, importante y posible cuando, a pesar de que se debía evitar a toda costa, ha ocurrido y uno de nuestros protegidos ha resultado perjudicado? En este caso, la ética del contacto no debe renunciar a su responsabilidad y dejar todo en manos de la aclaración jurídica y profesional. Entonces, para que el proceso de curación pueda reanudarse, es importante continuar el amargo y doloroso camino junto con el paciente y reflexionar sobre qué tipo de ayuda y apoyo se necesita tras la negligencia médica. Por la experiencia con pacientes con lesiones iatrogénicas, sabemos que, por ejemplo, el trato transparente y honesto del hospital ayuda a afrontar la situación.

La «situación» especial en el tratamiento de los niños

La situación terapéutica con niños pequeños ilustra bien las fuerzas que influyen en la situación del tratamiento y determinan el campo. En el tratamiento de adultos, por lo general solo están presentes en la sala el paciente y el terapeuta. A ellos se suman los «fantasmas», las personas e instituciones que no están presentes físicamente, pero que el paciente y el terapeuta traen consigo. Pueden ser acontecimientos biográficos pasados que han llevado a la necesidad del tratamiento, o una persona u opinión importante para el paciente y el terapeuta. Pero también pueden estar presentes en la situación terapéutica instituciones sociales y médicas y sus interpretaciones del pasado y del presente. Todas estas fuerzas influyen, por así decirlo, desde fuera en la situación entre el paciente y el terapeuta. A menudo es útil al menos mencionarlas en la anamnesis y darles la palabra brevemente. Aunque para nuestro diagnóstico situacional no sea absolutamente necesario saber lo que han dicho las instituciones (como la guardería) u otros terapeutas, para los pacientes puede ser importante dar voz a estas declaraciones. No debemos comentarlas ni valorarlas, pero sí reconocer la importancia de estas fuerzas.

Todo lo dicho hasta ahora también se aplica al tratamiento de niños. Sin embargo, hay que añadir otras influencias y actores. Con bebés y niños pequeños nunca estamos solos en el tratamiento. En la mayoría de los casos, son los padres quienes toman la iniciativa de iniciar una terapia, dedican tiempo y pagan el tratamiento. No debemos perder de vista todo esto, incluso si los padres dejan de estar presentes en la sala de tratamiento en algún momento. Dado que los padres se ven obligados a tomar decisiones terapéuticas por sus hijos, tienen una influencia decisiva en el ámbito terapéutico.

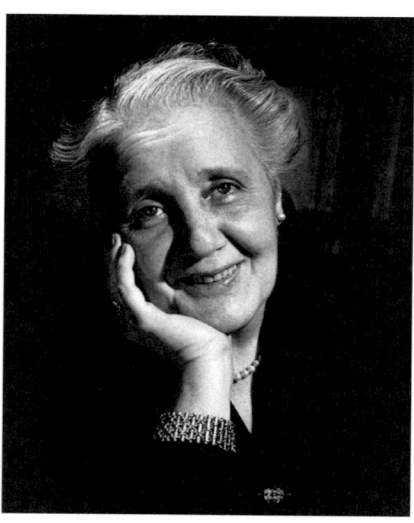

*Fig. 13: Melanie Klein
(1882-1960)*

La contribución de Melanie Klein al tratamiento holístico infantil

Melanie Klein (Fig. 13) fue pionera del tratamiento psicoanalítico infantil y una estudiosa de la formación temprana de conflictos y relaciones. Criada en Viena, posteriormente se trasladó a Budapest. Debido a un matrimonio infeliz y a múltiples episodios de depresión posparto, recibió tratamiento y formación psicoanalítica con Sándor Ferenczi. Tras el fracaso de su matrimonio, se trasladó a Berlín en 1921, donde trabajó con Karl Abraham. Abraham fue uno de los primeros analistas en escribir sobre madres destructivas. En la obra de Sigmund Freud, las madres aparecían principalmente amorosas y afectuosas. Solo la "intrusión" del padre en el conflicto edípico planteaba un potencial de conflicto y agresión en la relación madre-hijo. Sin embargo, el propio Freud afirmó que se necesitaría una generación de analistas para explorar la etapa más temprana del desarrollo. Freud y la primera generación de analistas se centraron principalmente en elaborar el descubrimiento del narcisismo primario y las pulsiones sexuales infantiles. El período previo a los conflictos edípicos no les era accesible en terapia. Melanie Klein quiso explorar este período y asumió esta tarea. Siguió los pasos de su contemporáneo Jean Piaget en Ginebra: observó a niños pequeños y su juego. A partir de ahí, desarrolló una forma de terapia en la que la fantasía en el juego infantil permitía el acceso terapéutico a los conflictos no resueltos de los primeros procesos de desarrollo.

Debemos a la obra de Melanie Klein importantes perspectivas, esenciales para el tratamiento holístico infantil. Siempre nos basamos en sus ideas y conceptos revolucionarios: la escisión como defensa contra el miedo, la identificación proyectiva y el rol de la madre, la posición depresiva y esquizoparanoide del niño, y el desarrollo de la capacidad de ambivalencia como factor crucial para la salud. Sus conceptos no solo nos permiten comprender mejor la fase temprana, sino que también han contribuido a una mejor comprensión de los procesos de escisión en la sociedad. La influencia de Melanie Klein ha sido notable en sus contribuciones a tres de sus estudiantes ingleses más famosos: Wilfred Bion, John Bowlby y Donald Winnicott. Tras la muerte de Abraham en 1926, Klein se trasladó a Londres, donde desempeñó un papel decisivo en el desarrollo del psicoanálisis en Inglaterra. La llamada «Teoría de las Relaciones Objetales» se remonta a Klein. Sus discípulos, mencionados anteriormente, se hicieron famosos gracias a contribuciones muy diversas: Wilfred Bion, con su investigación pionera sobre el pensamiento; John Bowlby, quien se alejó del psicoanálisis y se acercó a la biología del comportamiento, haciendo hincapié en el apego; y, finalmente, Donald Winnicott, quien continuó la obra de Klein, centrándose en el tema de la madre. Por esta razón, lo citaremos en varias ocasiones.

3.4 Fundamentos de una nosología biomecánica

La osteopatía basa su pretensión en su contribución especial a la medicina humana. El tacto en el marco de la relación terapéutica y la biomecánica perceptible constituyen el núcleo de la osteopatía. La particularidad de la osteopatía reside en que puede clasificar clínicamente los encuentros táctiles con los tejidos y los órganos en el marco de una nosología biomecánica.

Osteopatía y paradigma biomecánico de la medicina

La contribución especial de la osteopatía dentro del amplio campo de la medicina radica en el desarrollo del diagnóstico y el tratamiento manual de la expresión tisular de la fisiología humana. Para el núcleo experimental de la osteopatía es necesario describir cualidades mecánicas verificables y cuantificables. Las más importantes son: elasticidad, volumen y presión,

movimiento y movilidad, tensión y contracción, forma y posición. Estas son las cualidades mecánicas más importantes y
deben describirse para cada órgano y ponderarse en función
de su relevancia clínica. Las propiedades mecánicas palpables
de los órganos son el producto de la actividad biológica de
los tejidos. Aunque estas actividades se describan en términos
electromagnéticos, aerodinámicos, hemodinámicos, mecánico cuánticos o químicos, estos fenómenos también tienen una
expresión mecánica. Por lo tanto, entran en el amplio campo
de la biomecánica y son de especial interés para nosotros, ya
que dejan huellas palpables en la expresión del tejido.

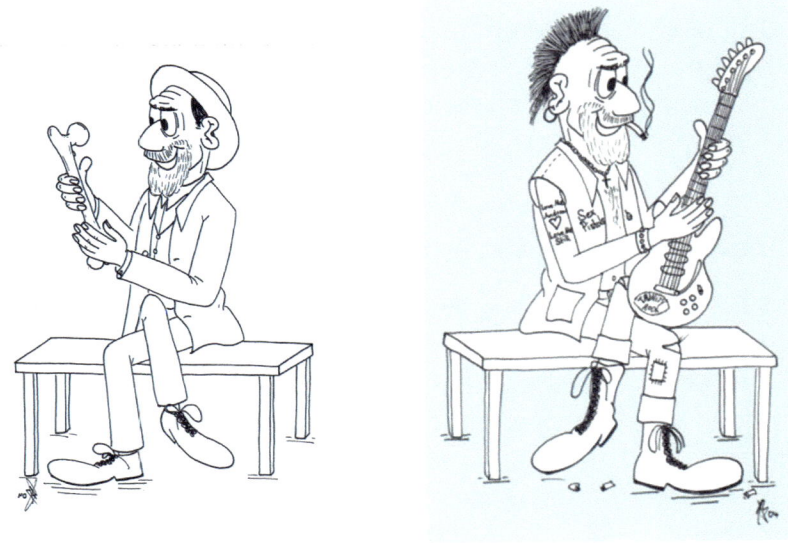

Fig. 14: Andrew Taylor Still observa su instrumento.

Ciencia aplicada y práctica

La osteopatía es una ciencia práctica y aplicada; tiene sus
propias fuentes de experiencia clínica y formas de adquirir
conocimientos, y aplica los conocimientos de otros campos de investigación. En la medida en que en la osteopatía
aplicamos los conocimientos de la fisiología, la anatomía,

la bioquímica y la embriología, podemos hablar de ciencia aplicada. Sin embargo, dado que la práctica clínica osteopática constituye una fuente de conocimiento propia de la osteopatía, debemos describirla y desarrollarla. Es la base y el tesoro de la ciencia práctica de la osteopatía.

Reducir la ciencia práctica a los estudios clínicos sería ignorar injustificadamente el segundo gran pilar del poder del conocimiento. La práctica clínica en el trato con los pacientes y el laboratorio osteopático también proporcionan conocimientos relevantes y forman el criterio terapéutico. Así, en la práctica clínica y en el laboratorio no solo obtenemos una idea de lo que provoca las molestias del paciente, sino que el diagnóstico diferencial manual de la actividad tisular (calidad del acceso, inhibición y provocación) también nos da las primeras pistas sobre cómo puede responder el paciente al tratamiento osteopático.

Actividad perceptible, estructura sin experiencia

La osteopatía sabe que trabaja con estructuras, pero solo puede hablar de ellas en el contexto de los estados de actividad tisular con referencia a la experiencia. Las estructuras no se tratan, ya que no pertenecen al espectro de percepción de la osteopatía. La anatomía y la estructura solo existen en la osteopatía en su forma viva y perceptible manualmente, como expresión de la actividad tisular. En este sentido, no existe una osteopatía anatómica o estructural, sino solo una osteopatía tisular, relacionada con la actividad. Es obvio que los osteópatas deben tener conocimientos de anatomía, al igual que los pilotos deben saber de navegación. Pero saber orientarse bien no garantiza un aterrizaje seguro ni un buen tratamiento.

Cuando palpamos la dureza o la blandura de un hueso, no se trata de una palpación estructural, sino de una palpación que percibe la actividad tisular del hueso. La referencia empírica del diagnóstico y el tratamiento osteopáticos es la expresión de la actividad biológica del tejido. De forma especulativa y con referencia a la investigación biomecánica básica, podemos hacer afirmaciones sobre la influencia de la terapia osteopática en las estructuras. Sin embargo, normalmente solo podemos percibir los cambios estructurales como cambios en la actividad tisular. Solo los osteópatas que realizan intervenciones quirúrgicas (como nuestros colegas estadounidenses) pueden afirmar que trabajan con estructuras. Es cuestionable si en una situación de tratamiento debemos ser testigos de cambios estructurales deseables, ya que los cambios espontáneos en la integridad de los tejidos (estructura) suelen ser traumas y lesiones iatrogénicas.

Estructura y función como conceptos de relación

El concepto y la idea de estructura están ligados al pensamiento funcionalista moderno. Con esta terminología, el funcionalismo se diferencia de la doctrina de la sustancia, que ha caracterizado el pensamiento científico desde la Edad Media. La estructura implica una idea de totalidad, en la que cada subfunción o función parcial solo puede entenderse a partir de esta totalidad.

En osteopatía, la estructura y la función se consideran opuestos que pertenecen al mismo conjunto. La estructura se refiere a una ubicación anatómica y a una resistencia material. Este campo semántico de la estructura osteopática se aleja de importantes corrientes de la historia de la ciencia europea, en las que tanto la estructura como la función representan el aspecto relacional de los elementos. Así, la lingüística estructuralista se centra en la red de relaciones del sistema de signos del lenguaje, mientras que la antropología estructuralista se ocupa de la red de relaciones en los vínculos familiares.

En conjunto, la referencia a la función y la estructura critica las disposiciones de esencia y sustancia que predominaron hasta el siglo XIX. En la ciencia que se autodenomina estructuralista, la estructura desvía la atención de la esencia, que lo contiene todo, hacia la consideración de la red de relaciones entre los elementos. La estructura es (al igual que la función) un concepto relacional. Este cambio de perspectiva aún no ha entrado en la tradición osteopática, en la que la estructura representa un bastión de la materialidad.

Cualidades perceptibles

Cuando hablamos, por ejemplo, de la dureza o la blandura de un hueso, nos referimos a cualidades mecánicas perceptibles, es decir palpables, del tejido. La expresión «cualidad perceptible» es uno de los conceptos más importantes para mediar entre la osteopatía como práctica y la osteopatía como ciencia aplicada. «Perceptible» se refiere a una referencia perceptiva sensomotora y «cualidad» tiene un lugar claramente definido en el debate científico de los últimos tres siglos.

Lo palpable abre el campo a las diferencias entre palpar, tocar, sentir y rastrear. El tacto sigue el rastro, y el rastro en la expresión tisular es siempre también el rastro propio que se crea en cuanto entramos en contacto. La calidad nos introduce en una larga tradición que va desde John Locke hasta el actual debate neurobiológico y cognitivo-psicológico sobre la calidad. La expresión «calidad palpable» constituye una bisagra entre el ámbito de la percepción y la acción de la osteopatía clínica y los debates de la ciencia cognitiva y la neurobiología.

Las cualidades mecánicas palpables del tejido pueden experimentarse de forma sensomotora y luego reflejarse como experiencia. El enorme campo de las cualidades palpables en una osteopatía basada en la percepción y la acción puede delimitarse con la siguiente lista: Elasticidad, posición, forma, movimiento, movilidad, fuerza, dirección, impulso, volumen, presión, permeabilidad, resistencia, calor, momento, iniciación, impulso, tracción, empuje, alineación, expansión, concentración, compresión, centrado, radiación, vibración, ritmo, relación, integración, necesidad. Por supuesto, una lista tan larga no es adecuada para la aplicación clínica. Por lo tanto, la reduciremos a aquellas cualidades que pueden interpretarse clínicamente en el contexto de una nosología biomecánica.

Más allá de la disfunción somática

En el concepto de disfunción somática, se equiparaban dos cualidades (movimiento y tensión) con la función. Este malentendido impulsó la osteopatía en sus primeras décadas. Sin embargo, entretanto, el concepto de disfunción somática ha paralizado el pensamiento clínico de la osteopatía.

El concepto de disfunción somática se centra en la pérdida de movimiento y el aumento de la tensión. Se descuidan otras cualidades perceptibles de los tejidos. El pensamiento funcionalista también se limita al binomio función y disfunción, que no permite la amplitud clínica de los estados de actividad de los tejidos.

La disfunción somática no puede integrar los conocimientos de la patología y la histología orientadas a la clínica, en las que también son clínicamente relevantes el aumento del movimiento y la pérdida de tensión. El modelo de disfunción somática surgió en un modelo de pensamiento y percepción centrado en el movimiento. En él no se pueden captar aspectos fundamentales de la génesis de la enfermedad, por lo que la disfunción somática conduce a un callejón sin salida en el tratamiento de los estados de estrés hiperactivo y, a menudo, ha impedido el desarrollo de un modelo clínico en la osteopatía. Para ello, situamos toda la amplitud de la expresión mecánica y palpable de la actividad tisular en el centro de la clínica osteopática y la formación de teorías. Además, nos despedimos de la identificación errónea de la calidad perceptible (movimiento, tensión) con la función fisiológica. De este modo, el concepto osteopático se abre a la inspiración de la patología general y la histología y puede desarrollar una semiología osteopática. La actividad biológica perceptible manualmente no se agota en la tensión y el movimiento.

Consecuencias para generación de la teoría osteopática

Las experiencias de los siglos XIX y XX se han reflejado en el discurso científico crítico. La teoría osteopática debería extraer las consecuencias de ello. Esto significa que hay que trabajar de forma sensomotora, reflexiva y orientada al cuerpo para que los conceptos basados en la experiencia se incorporen a la teoría osteopática. Por el contrario, los conceptos sin experiencia, como estructura, unidad corporal o salud, no deben incorporarse al vocabulario osteopático sin reflexión y sin matices.

La ciencia osteopática debe basarse en la experiencia y la experimentación. A partir de las percepciones y observaciones, se pueden formular hipótesis falsificables. Los llamados «principios fundamentales» siguen determinando el campo de la osteopatía. Por un lado, estos principios deben revisarse en cuanto a su contenido; por otro, una deducción a partir de principios contradice el núcleo empírico de la ciencia experimental.

En cuanto a la problemática de los principios fundamentales, las consecuencias para la teoría osteopática pueden resumirse de la siguiente manera:

- La referencia a principios a priori y a sujetos trascendentales inhibe la curiosidad y la autoinvestigación crítica, y socava la base empírica de nuestras empresas científicas y humanas.

- Debemos desarrollar conceptos basados en la experiencia que, en un proceso de reflexión sin fin, recojan y hagan transparentes las interrelaciones entre supuestos, experiencias y acciones.
- En lugar de deducir a partir de «primeros principios», debemos basar la osteopatía en la experiencia, la reflexión y la encarnación.

Conceptos que permanecen con la percepción

Un ejemplo de motivo de tratamiento basado exclusivamente en la percepción es el «parto demasiado rápido». Quien deduce afirmaciones sobre la velocidad de un parto a partir de la percepción de la madre o del obstetra, pero luego aplica ese conocimiento a un bebé, sobre cuya percepción de la velocidad sabemos muy poco, se enfrenta a un problema epistemológico y ético irresoluble. Desde el punto de vista ético, no existe permiso de tratamiento, cuando el obstetra y la madre perciben el parto como «demasiado rápido». Esto solo justificaría el tratamiento de la madre y los obstetras. Si el «parto demasiado rápido» no puede describirse ni encontrarse en la expresión tisular del niño, la valoración de la madre, las estadísticas o incluso el osteópata sobre lo que fue «rápido» o «lento» en el parto no es motivo suficiente para el tratamiento. Si, no obstante, se actúa sobre la base de interpretaciones no tisulares y no individuales, el tratamiento del niño puede provocar lesiones iatrogénicas. Así pues, la práctica de la denominada «revivificación» - es decir, la inducción terapéutica de una revivificación o primera experiencia del parto - no sería éticamente justificable.

Coherencia de los conceptos de percepción y acción

Si insistimos en que los conceptos clínicos deben ser coherentes con las posibilidades de percepción clínica, no estamos diciendo más que, para la comunicación clínica, tiene sentido hablar de la percepción del color en términos de colores, de la percepción del sonido en términos de sonidos y de las cualidades mecánicas en términos mecánicos. Dado que los valores de pH solo existen en el laboratorio y no en el cuerpo experimentado y perceptible, y que las hernias discales solo aparecen en la resonancia magnética y no en la palpación clínica, no podemos derivar decisiones clínicas en el tratamiento manual a partir de percepciones no manuales. El mundo conceptual clínico y las acciones clínicas derivadas de él deben basarse en la percepción. Del mismo modo, no se habla con términos acústicos sobre las cualidades del olfato.

Un tratamiento osteopático basado en los resultados de una resonancia magnética o en valores de laboratorio, es decir, el tratamiento tisular de una persona basado en parámetros no tisulares y en especificaciones no palpables, no se puede justificar desde el punto de vista epistemológico y ético. La percepción y la valoración de la madre, del osteópata o del obstetra sobre el desarrollo del parto no son suficientes. Necesitamos el consentimiento del paciente, la autorización para el tratamiento tisular y una patología que justifique clínicamente las indicaciones a partir de parámetros tisulares. La decisión y la responsabilidad de qué, cómo y cuándo tratar recae en el terapeuta.

Renacuajos y ranas: ¡mantengamos la presencia de ánimo!

La diferencia entre el conocimiento que se deriva de la situación clínica experimentable y el conocimiento independiente de la situación en la osteopatía puede ilustrarse con un problema de naturaleza completamente diferente. ¿Cómo puedo estar de acuerdo con la afirmación de que los renacuajos se convierten en ranas, teniendo una buena idea y experiencia palpatoria de los renacuajos y las ranas, pero no tengo ni idea de la transición de una fase a otra? Si alguien me cuenta o me muestra cómo las ranas se convierten en renacuajos, cuando tenga - en sentido figurado - renacuajos o ranas como pacientes, los tocaré y trataré con más respeto e interés. Pero un renacuajo es un renacuajo y las ranas son ranas: mientras tenga renacuajos en las manos, hablaré de su condición de renacuajos, y cuando tenga ranas en las manos, hablaré de su condición de ranas. Esto también lo expresa la llamada de atención de la fenomenología, aplicada a la osteopatía: «¡Mantener la presencia de ánimo!». Palpar los renacuajos no es lo mismo que ver una película sobre la transformación del renacuajo en rana. No se trata de una jerarquía de percepciones y del conocimiento que se deriva de ellas, sino de que la experiencia (científica) y el lenguaje (científico) deben seguir estando relacionados entre sí. Por supuesto, el conocimiento médico y el conocimiento del mundo más allá del contexto experiencial inmediato de la situación terapéutica son fundamentales para cualquier terapia. Sin embargo, debemos ser conscientes del peligro de la insuficiencia intelectual y real cuando, basándonos en el conocimiento del renacuajo que estamos tratando, hacemos afirmaciones sobre ranas que nunca hemos visto. Si nivelamos la diferencia entre experiencia y explicación, no haremos justicia ni a la rana ni al renacuajo. Esto ha dado lugar a graves malentendidos y endurecimientos en forma de ideologización y espiritualización en la formación de conceptos y teorías osteopáticas.

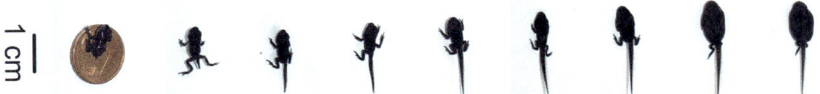

Fig. 15: Desde el renacuajo hasta la rana.

Ejemplos clínicos de una nosología biomecánica

La nosología biomecánica es un proyecto abierto y que acaba de empezar. Aquí podemos indicar algunos procedimientos y puntos clave, pero también debemos admitir que muchos aspectos de esta nosología aún deben formularse. A continuación, se ofrece una primera impresión, a partir de ejemplos seleccionados, de cómo se puede desarrollar esta nosología biomecánica. Para aclarar el camino que va desde la descripción clínica de los cuadros clínicos hasta la palpación de la biomecánica, seleccionamos un síntoma y un cuadro clínico que ya enfatizan aspectos mecánicos en su definición. Así, la diarrea se define como hiperactividad de la musculatura (hipermotilidad) e hiperactividad de la mucosa (hipersecreción). Ya en esta definición se reconocen dos de los pilares de una nosología mecánica:

– una afirmación sobre el estado de actividad,
– una afirmación sobre los tejidos implicados.

La diarrea se define como un aumento de la frecuencia y un cambio en la consistencia de las heces. Ahora podemos formular esta definición de forma mecánica y dejar claro que, por un lado, se trata de un cambio en la actividad rítmica de la musculatura (motilidad) y, por otro, de un cambio en la actividad de la mucosa (secreción). Otro punto decisivo para el acceso manual es la afirmación clara: la diarrea es hiperactividad. Para la clínica osteopática se plantea ahora la pregunta de si podemos comprender tanto el estado de actividad como la expresión mecánica de los dos tejidos hiperactivos. El tratamiento manual tendría que encontrar entonces formas de calmar la hiperactividad de los tejidos. A lo largo del tratamiento, se trataría de averiguar qué causa esta hiperactividad: ¿es una reacción compensatoria a la hipoactividad de otro órgano? ¿Es una irritación de la mucosa causada por los alimentos? ¿O la hiperactividad se produce como consecuencia de una enfermedad inflamatoria?

Podríamos proceder de manera similar con el asma bronquial. En el asma se produce un espasmo de la musculatura y una inflamación e hipersecreción de la mucosa. Una vez más, impresiona la claridad de la descripción clínica, que identifica tanto los tejidos implicados como su estado de actividad. Un músculo bronquial en espasmo es hiperactivo. Esto le impide adaptarse tan bien a los cambios rítmicos durante la respiración. Además, junto con la mucosa inflamada, estrecha la luz de las vías respiratorias. La inflamación de la mucosa y la hipersecreción son también signos de hiperactividad. Un tratamiento del asma inspirado en la biomecánica debería abordar estos dos tejidos y su estado de actividad y encontrar una solución adecuada.

3.5 Estados de actividad: reposo, esfuerzo, agotamiento

Entre los conceptos básicos y fundamentos de la nosología biomecánica se encuentra, en primer lugar, la descripción de los estados de actividad de los tejidos. Es necesario investigar cualitativa y cuantitativamente el alcance y el gasto energético de la actividad tisular. Podemos imaginar los estados de actividad como un continuo tridimensional. Será de interés clínico poder evaluar la cantidad de hiperactividad e hipoactividad para poder hacer una valoración del curso y el pronóstico. Esto supone un gran avance con respecto a la dualidad bidimensional de función frente a disfunción. El presente y el futuro del tratamiento osteopático residen en el trabajo con los estados de actividad tisular.

Leyes básicas de la actividad biológica

En lenguaje coloquial podríamos decir: ¡la actividad es buena! Reaccionamos a situaciones y retos, y la reacción en los tejidos solo va en una dirección: hacia una mayor actividad. A nivel tisular no existe ni un reflejo de inmovilidad, ni una relajación por debajo del tono de reposo, ni un periodo refractario. No se trata de un control neurológico, sino de las propiedades mecánicas básicas de los tejidos: la deformabilidad y la resistencia, que discutiremos más adelante bajo el término «elasticidad». Los tejidos no tienen más remedio que reaccionar. Cuando cesa la exigencia, la actividad en los tejidos vuelve al estado de reposo. La actividad en reposo es también un estado de actividad. Por lo tanto, hablar de «relajación» en osteopatía es bastante engañoso. Si solo por un momento queremos equiparar la tensión con la actividad, entonces se aplica lo siguiente: El objetivo de la fisiología y la osteopatía es aplicar suficiente tensión en reposo y sobretensión con un bajo consumo de energía.

Oscilación entre la función de reposo y la función de esfuerzo

La función normal es oscilar entre la actividad en reposo y la hiperactividad adaptada durante el esfuerzo. Esto incluye expresamente la capacidad de compensación como hiperactividad normal. El tejido solo puede reaccionar a los retos. El énfasis está en actuar y ser más activo, ya que el tejido no puede ignorar el esfuerzo ni responder a él con la inactividad. El tejido no conoce el modo ahorro, la tanatosis ni el modo suspensión por debajo de la actividad en reposo. Tampoco conoce los mecanismos de evitación psíquica, ni la indiferencia ilusoria o cínica, ni la ignorancia autoimpuesta, ni la defensa mediante la disociación y la represión.

Entendemos la actividad en reposo de forma muy pragmática como la actividad de los tejidos en reposo, es decir, sin esfuerzo, por ejemplo, los músculos que se enderezan al estar tumbados. O bien, la actividad del sistema cardiovascular y la respiración que se da cuando no estamos sometidos a ningún esfuerzo interno o externo. Así, podríamos comparar la actividad cardíaca y la respiración en posición sentada o tumbada con la actividad cardíaca y la respiración durante una carrera de 1000 metros. Una paciente que entra corriendo en la consulta porque llega tarde probablemente tendrá una actividad cardíaca diferente al dar la mano por primera vez que 20 minutos después, cuando se haya sentado en la camilla. El rápido retorno a la calma después del esfuerzo es un signo de un organismo sano y bien entrenado.

La hiperactividad es saludable

El espacio de actividad de esfuerzo describe la capacidad fisiológica de reaccionar desde la actividad en reposo con una mayor actividad a las necesidades y exigencias de la vida cotidiana. Los tejidos sanos siempre trabajarán de forma reactiva y, cuando el esfuerzo disminuye, volverán a la normalidad en reposo. Dado que los tejidos normales responden a los retos fisiológicos con una mayor actividad biológica, no es posible una pérdida espontánea de la actividad en reposo (hipoactividad) como respuesta al esfuerzo, salvo en caso de estímulos y experiencias traumáticas y, por lo tanto, extremas.

Los diferentes tejidos se diferencian en su capacidad de resistencia y en su forma específica de hiperactividad. Un riñón puede ejercer presión, un hígado puede aumentar de volumen y un intestino delgado puede desarrollar una mayor motilidad. Estas diferencias características de los órganos y tejidos se desarrollarán en los capítulos 5 y 6.

La hiperactividad persistente o automatizada es agotadora

El esfuerzo prolongado cansa y agota al organismo. Si la carga se mantiene durante mucho tiempo, la hiperactividad persistente puede acabar en hipoactividad (agotamiento). En determinadas circunstancias, la hiperactividad persiste aunque la carga haya desaparecido. La hiperactividad persistente se ha independizado de la causa y se ha automatizado.

Para poder comprender la pérdida de la capacidad de volver al estado de reposo tras un aumento de la actividad, debemos recurrir a explicaciones fisiológicas y psicológicas de la estabilización de los patrones de comportamiento y la formación de recuerdos en los tejidos. Estas se encuentran en la fisiología del estrés, la neuropsicología y la inmunología.

Pérdida de actividad: cansado y agotado

La fisiología del estrés y la inflamación nos explican que reaccionamos a los retos con hiperactividad y que solo enfermamos cuando ya no tenemos fuerzas para reaccionar. En la fisiología del estrés, la pérdida de actividad marca la transición de la salud a la enfermedad. El fundador de la investigación sobre el estrés, János Selye, se interesó por la reacción del organismo al estrés y las lesiones. Le sorprendió que existieran reacciones generales y recurrentes independientes de los agentes patógenos y los desencadenantes. Por eso, al comienzo de sus cincuenta años de investigación, habló de un síndrome de adaptación general. Dividió el síndrome de adaptación general en tres fases: fase de alarma, fase de resistencia y fase de agotamiento. En la fase de alarma, el organismo intenta hacer frente a las consecuencias del daño y el shock activando los mecanismos de defensa y curación; en la fase de resistencia, se prepara para una lucha prolongada y, en la fase de agotamiento, se pone de manifiesto que el organismo no puede soportar eternamente los esfuerzos de la resistencia.

Desde el punto de vista clínico, se plantea la cuestión de en qué fase se debe actuar y tratar osteopáticamente: ¿solo en la primera fase de alarma, porque esta puede manifestarse con un aumento de los síntomas, tensión y pérdida de movimiento? Según los principios de pensamiento y percepción de la disfunción somática, esta es la fase en la que estaría indicado un tratamiento osteopático para reducir la tensión y aumentar el movimiento. Sin embargo, desde el punto de vista fisiológico, deberíamos objetar que la fase de alarma es una reacción fisiológica del tejido: un mecanismo de autocuración en pleno funcionamiento. Esta reacción no necesita tratamiento si conduce a su objetivo, es decir, a la superación del desafío y al retorno a una actividad de reposo menos agotadora.

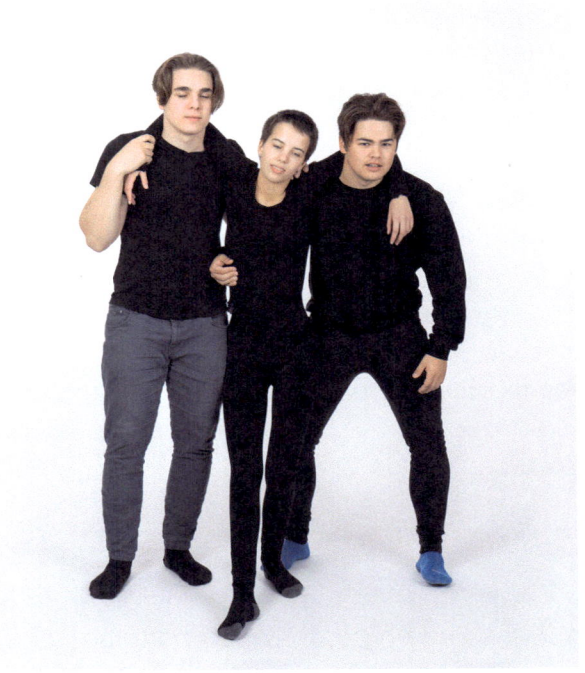

Fig. 16: Agotado y apoyado

Los estados de agotamiento son especialmente relevantes desde el punto de vista clínico. Siempre requieren apoyo o tratamiento, ya que en ellos los mecanismos de autocuración están debilitados y el organismo no puede volver a una actividad de reposo normal sin ayuda. Los costes a largo plazo de la reacción y la resistencia son considerables. Son agotadores y consumen mucha energía; en ellos se desequilibran las funciones y surge el riesgo de remodelación tisular. Desde el punto de vista lingüístico y fisiológico, hay que distinguir entre cansado y agotado. Quien es activo se cansa con el tiempo y necesita descanso, sueño y recuperación para poder volver a estar activo: con una buena noche de sueño y un fin de semana relajante, recupera las fuerzas. Quien está agotado necesita más tiempo para recuperarse y necesita apoyo: sustancial y psicológico, humano y terapéutico.

Lo más grave de los estados de agotamiento es la inestabilidad tisular que se produce. A menudo se compensa con un aumento del movimiento. El aumento de la movilidad en caso de inestabilidad suele provocar bloqueos. Dado que esta relación no existe en el sistema de la disfunción somática, se producen repetidamente errores de tratamiento y daños iatrogénicos debido al tratamiento osteopático.

Un error muy extendido es liberar bloqueos sin aclarar sensorial y palpatoriamente si se han producido en un contexto de agotamiento e inestabilidad. Especialmente después de traumas la inestabilidad y el agotamiento son un problema, que solo pueden tratarse manualmente en relación con los estados de actividad tisular.

Cuatro leyes básicas de la actividad biológica:

- La fisiología normal es la oscilación entre la actividad en reposo y la hiperactividad adaptada al esfuerzo.
- Los tejidos tienden a un estado de actividad en reposo con bajo consumo energético; reaccionan a los retos con un aumento de la actividad, que vuelve a la actividad en reposo cuando disminuye el esfuerzo.
- El esfuerzo prolongado cansa y agota al organismo. Tanto la pérdida de la capacidad de volver al estado de reposo tras una actividad elevada (hiperactividad automatizada) como el agotamiento (hipoactividad) son indicaciones de tratamiento.

– Una pérdida espontánea de la actividad en reposo (hipoactividad espontánea) solo es posible en casos de trauma.

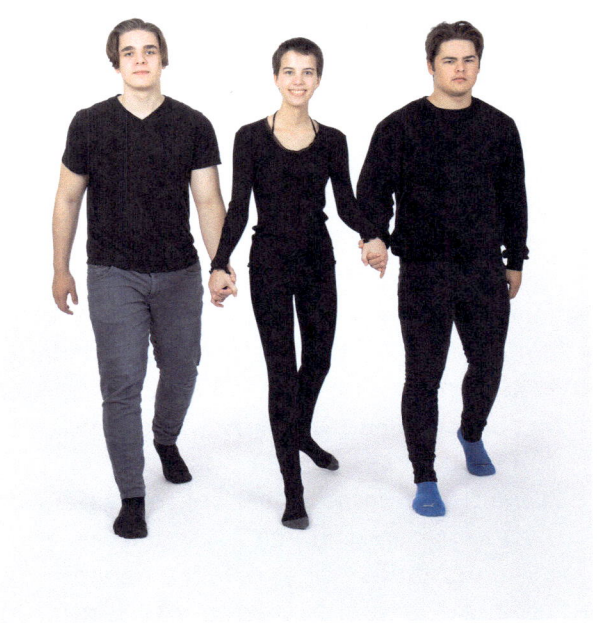

Fig. 17: Excursión osteopática (1): Tres órganos pasean juntos, conectados y con un mismo objetivo, sin sobrecargarse mutuamente.

Ejercicio en grupo: la excursión osteopática

La excursión osteopática es un ejercicio de improvisación y en grupo sobre aspectos de la actividad y la hiperactividad tisular, la compensación y la inhibición. Lo ideal sería contar con tres actores tisulares, dos osteópatas y un observador externo; si el grupo es más pequeño, bastan dos actores tisulares y un osteópata. El ejercicio de improvisación y en grupo consiste ahora en representar la historia descrita, la excursión.

El guion podría ser el siguiente: los tres actores tisulares ABC dan un paseo cogidos de la mano, se informan mutuamente de lo que hacen, pero se mueven con libertad y alegría. B se cansa y se engancha a A y C. A y C toman a C, que está flojo, en medio y lo sostienen. Los tres vuelven a estar unidos por las manos, pero la conexión ya no es floja, sino que se produce una reacción directa de A y C hacia B. Como consecuencia, A y C ya no son libres en su conexión. La disposición a reaccionar se convierte en una obligación de reaccionar, A y C tienen que arrastrar al cansado B, aunque cada vez les cuesta más. Entonces se unen dos osteópatas, O1 y O2. Ambos palpan los cambios en ABC durante las transiciones. La excursión osteopática es, por tanto, la historia de tres amigos, A, B y C, que se van juntos de excursión. Salen temprano por la mañana para llegar a la cima a las 12 del mediodía. Durante la primera etapa, B se cansa, le da su mochila a C y consigue subir. Tras un descanso, emprenden la segunda etapa, mientras que B se debilita tanto que no puede continuar. A y C deciden llevar a B hasta el refugio más cercano y luego decidir qué hacer. Al llegar al refugio, B sigue cansado y A y C bastante agotados por el esfuerzo extra, ya que B y su mochila no son precisamente ligeros y el camino es mayoritariamente cuesta arriba. A y C deciden ahora hacer la última etapa solos, después de asegurarse de que el propietario del refugio se ocupará del bienestar de B: macarrones con queso, aguardiente y luego una cama cómoda. A y C esperan que B haya recuperado fuerzas para el descenso.

A partir de la lógica biológica de los tejidos, se pueden debatir y decidir las siguientes preguntas:

¿Qué diferencia a A/C de B?

Respuesta: B está cansado y no tiene suficiente actividad para completar el ascenso por sí mismo. A y C trabajan más y así al menos permiten que C llegue al refugio y el grupo permanezca intacto, es decir, la hiperfisiología es posible y buena y puede compensar la hipofisiología. Esta compensación hace que el proyecto global (ABC hacen una excursión) pueda alcanzarse, al menos a corto plazo.

Si A y C llevan al cansado B, ¿el esfuerzo de A/C hace que B recupere fuerzas?

Respuesta: ¡No! La fuerza extra de A y C hace que lleguen juntos al refugio. Si B está cansado y sin fuerzas, seguirá estando cansado y sin fuerzas, aunque lo lleven. A y C consiguen no dejar a B tirado en el frío a mitad de camino, pero solo tras descansar y cuidarlo en la cabaña, B recupera fuerzas. La compensación estabiliza el sistema global para que A y C puedan llevar al cansado B a un lugar donde descansar; sin embargo, la compensación que supone el esfuerzo no cambia el estado de actividad de B.

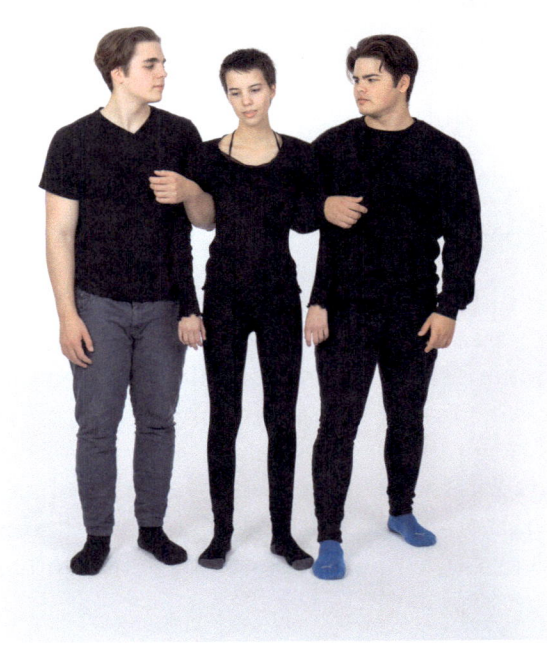

Fig. 18: Jornada de marcha osteopática (2): Dos órganos toman al órgano cansado en medio y lo sostienen

¿Es la hiperactividad de A y C un problema o la solución a un problema?

Respuesta: ¡Ninguna de las dos cosas! La hiperactividad de A y C es la capacidad compensatoria normal. Es buena, no requiere tratamiento y no debe patologizarse. La capacidad de compensación forma parte de la fisiología normal de la actividad oscilante. Nos permite terminar la caminata en situaciones difíciles y a pesar de que algunos compañeros se debilitan, pero la compensación solidaria no hace que las piernas cansadas vuelvan a caminar. Eso sería esperar demasiado. Si alguien llama a la puerta hambriento y pide comida y calor, no le preguntamos por qué tiene hambre, cuánto tiempo lleva hambriento ni si tenemos suficiente en casa para saciar su hambre. No, damos lo que hay para saciar el hambre momentánea y estabilizar y calentar a la persona necesitada. La pregunta de qué se necesita a largo plazo para obtener suficiente comida y calor no se plantea en un primer momento: el tejido reacciona cuando se le pide ayuda, de inmediato y sin hacer preguntas.

¿Fue inteligente dejar a B en la cabaña y subir solo?

Respuesta: ¡Sí! A y C sintieron el esfuerzo de subir con un B cansado y se dieron cuenta de que no podrían llegar hasta arriba. Así que sopesaron la situación: no podían volver, porque B estaba cansado, y tampoco podían subir con él, porque B necesitaba descansar. Así que solo quedaba una alternativa: esperar y reanimar a B o subir solos, de acuerdo con B y la cabaña. Este enfoque inteligente, que tiene en cuenta todas las fuerzas internas y externas y las posibilidades de compensación, y que sopesa las propias necesidades y las de los demás, es posible para nosotros, los seres humanos, pero no para los tejidos.

Los dos osteópatas O1 y O2 palpan durante la caminata la expresión mecánica de la actividad biológica de los tejidos en ABC. Estos cambios de estado perceptibles manualmente son el punto de referencia de la osteopatía para el estudio de la salud y la enfermedad. La fisiología del estrés y la inflamación nos aconseja considerar la pérdida de reactividad como un paso grave en la génesis de la enfermedad. Necesitamos parámetros palpables para esta transición de la hiperactividad a la hipoactividad.

3.6 De las relaciones reguladoras a las funciones encarnadas

Ahora resumiremos el camino recorrido hasta ahora y daremos los últimos pasos desde la regulación de la actividad hasta las funciones encarnadas. Este último paso evolutivo es necesario para sacar el debate osteopático de los límites del cuerpo médico. Lo ilustraremos primero con el ejemplo del erguimiento. Con la comprensión de la función encarnada y constitutiva de la experiencia, estamos preparados para el equilibrio de la osteopatía entre una ciencia natural del cuerpo médico y la ciencia humana de la corporalidad comunicada, que comienza en el siguiente capítulo.

Para estructurar el proceso de percepción y pensamiento y permanecer dentro del lenguaje científico, habíamos propuesto desarrollar el campo de la osteopatía en cuatro pasos sucesivos:

1. Cualidades perceptibles y palpables: elasticidad, volumen y presión, forma y posición, movimiento y ritmo, tensión y tensión.
2. Estados de actividad: actividad en reposo y bajo esfuerzo, hiperactividad e hipoactividad, compensación, adaptación
3. Relaciones de regulación: respiración, digestión, crecimiento, renovación, erguimiento, regulación de la temperatura, ritmo vigilia-sueño, comunicación
4. Funciones encarnadas y constitutivas de la experiencia: respirar, comunicarse, erguirse, digerir, estar consigo mismo, estar en el mundo.

Relaciones de regulación y cuestiones clínicas

Diferentes circuitos de regulación locales autónomos y sistémicos (neurohormonales y sensomotores) sustentan una actividad fisiológica, como por ejemplo la postura erguida, la respiración o la digestión. La función de las relaciones de regulación fisiológica es permitir las transiciones entre los estados de actividad. Tanto el cambio entre la actividad en reposo y la actividad bajo estrés como el mantenimiento y el retorno de la hiperactividad fisiológica están soportados por mecanismos de regulación locales y sistémicos. Una pérdida de la capacidad de regulación equivale a una pérdida de la capacidad de reacción, lo que contradice las necesidades de la vida biológica y social. Tanto la rigidez reguladora de una hiperactividad persistente como el agotamiento por la pérdida de actividad significan que no somos capaces de reaccionar adecuadamente o en absoluto a los retos.

Por lo tanto, la clínica osteopática debe determinar primero los estados de actividad mediante la palpación y luego preguntarse si estos estados son regulables. La primera pregunta clínica, «¿qué tratar?», se refería a la clasificación de las cualidades en estados de actividad. Se supone que una actividad de reposo adecuada y una hiperactividad fisiológica adaptada al esfuerzo no requieren tratamiento. Se supone también que la pérdida de actividad y de capacidad de regulación (capacidad de reacción) constituye una indicación importante para el tratamiento. La hiperactividad que se ha independizado de su causa o que ya no es adecuada a la causa y, por lo tanto, es excesiva (en tiempo y/o energía) limita las posibilidades de reacción del organismo y, por lo tanto, debe tratarse.

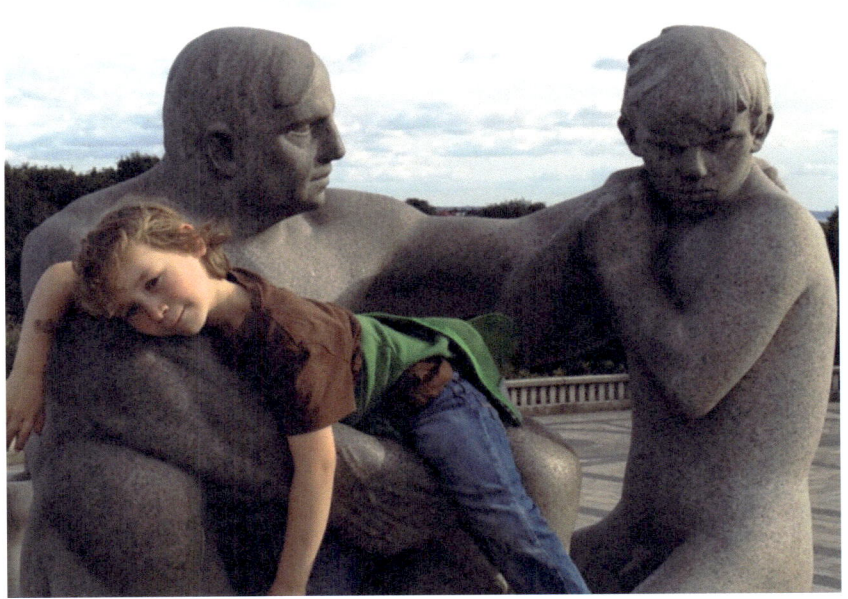

Fig. 19: Llevado y conectado en el amor y en la relación

Función encarnada y constitutiva de la experiencia

La actividad tisular se controla en contextos reguladores y permite procesos fisiológicos complejos como la respiración, la digestión, la circulación sanguínea, la postura, el movimiento, la comunicación y la integración en el entorno. Sin embargo, solo se puede hablar de un concepto adecuado de función cuando consideramos las funciones encarnadas desde un punto de vista clínico. Entonces no hablamos solo de la regulación de la respiración, sino de la actividad corporal y encarnada y de la función constitutiva de la experiencia de la respiración; no solo de la postura y el erguimiento, sino de la actividad corporal y encarnada y de la «función constitutiva de la experiencia» (Seewald 1992) de erguirse.

Podemos ilustrar la expresión «función encarnada y constitutiva de la experiencia» con un debate actual. Un bebé puede succionar para alimentarse, pero lo llamamos «lactante» (en alemán al "lactante" se le denomina "mamante") porque, al principio, todo el acceso al mundo de un niño pequeño se produce a través de esta actividad de mamar, que le permite experimentar. La succión es entonces más que una simple actividad sensomotora, es una actividad que permite la experiencia y constituye el acceso al mundo. En estos contextos, volvemos a recurrir a la palabra función y hablamos de «función encarnada».

En el debate actual sobre el llevar, portar a los niños se puede subrayar la importancia de las funciones constitutivas de la experiencia. En algunos lugares, la palabra «portante» se asocia al «lactante» y se da a entender que podría ser una determinación categórica comparable para un niño. Sin embargo, dado que, a diferencia de la succión (actividad activa), los niños son portados (estado pasivo), deberíamos hablar de «portados». Porque no es en absoluto evidente que ser llevado sea una actividad que permita al niño experimentar. No es una actividad, sino un estado. Afirmar que el «portante» es un bebé implicaría que podemos describir la actividad infantil de ser llevado como un acceso activo al mundo. Sin embargo, esto no es comprensible, ya que el niño que es llevado se considera un objeto que se lleva. Se le presenta como incapaz de crear vínculos y se considera que la madre que lo lleva es la que consigue que el niño cree vínculos al llevarlo. Esto no supone un proceso de experiencia, sino todo lo contrario: un condicionamiento clásico.

Si la necesidad de condicionamiento tuviera que ver con las necesidades y los miedos de las madres (lo que parece ser a menudo el caso), sería comprensible. Pero entonces sería aún más evidente la flagrante contradicción entre la necesidad de vinculación de los padres y la necesidad de relación del niño. Después del parto (el nacimiento), la capacidad de relacionarse es el objetivo del desarrollo infantil. Dado que los niños deben desarrollarse para mantenerse sanos, difícilmente se desviarán de este objetivo.

De este modo, surge un conflicto entre el deseo de relación de los niños y el miedo al apego de los padres. Para salir de esta absurda contradicción, debemos tener claro que ser llevado en brazos no es una función constitutiva de la experiencia. La relación no se establece llevando en brazos, pero el apego sí es posible. Pero el vínculo no abre un acceso activo al mundo. Este acceso se crea mediante la desvinculación y requiere la capacidad de relacionarse sin miedo. Así, en el desarrollo infantil, en los órganos y sus tejidos, se plantea una pregunta similar: ¿cómo es posible la experiencia? Los conceptos sin experiencia son una pesada hipoteca para el trabajo terapéutico. La pregunta de cómo es posible la experiencia nos mantiene cerca de la realidad de la terapia y de los pacientes.

Función encarnada y constitutiva de la experiencia de la postura erguida

Sin embargo, las funciones no solo se deben a circuitos de regulación biocybernéticos, sino que reflejan el modo corporal, la relación con la percepción y la acción. Ahora queremos destacar el conocimiento analítico y la experiencia clínica de la clasificación presentada mediante un estudio más profundo de la función encarnada de la postura erguida. Así nos sumergimos en las aventuras y etapas de la vida de la postura erguida. En esta descripción se mezclan aspectos fenomenológicos, sensomotores, psicodinámicos y cognitivos.

El erguimiento conduce a estar de pie, caminar, correr, caer; abre una fase de «ser capaz de hacer» y desemboca en la primera relación amorosa con el mundo. Este desarrollo de la función encarnada, como proceso formativo desde el gesto hasta la forma, la función y la psique, nos ocupa aquí en relación con el erguimiento y nos interesará más adelante en el contexto de los órganos.

La fascinante dialéctica entre sostener y soltar, entre separarse y volver a conectar, está integrada en el desarrollo del lenguaje y de las relaciones, en el descubrimiento del propio sexo. Por lo tanto, describiremos el acto de erguirse como una hazaña del sujeto:

- como gesto de crecimiento (que desarrolla la forma),
- como enderezamiento para estar de pie y caminar (que desarrolla la actividad),
- como desarrollo del yo (que desarrolla la psique y el carácter).

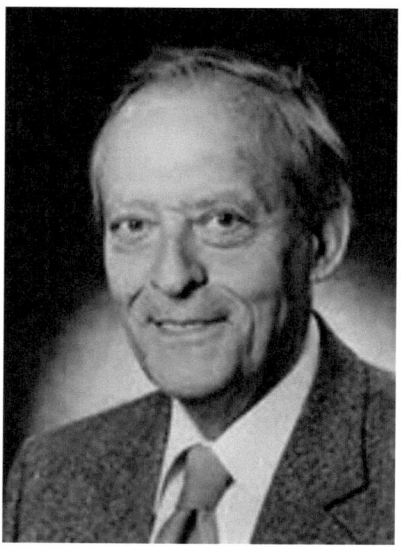

Fig. 20: **Erich Blechschmidt (1904-1992),** embriólogo alemán, desarrolló la dinámica del crecimiento basándose en campos metabólicos biomecánicos activos. Enfatizó que, en el desarrollo prenatal, primero se desarrolla la forma, seguida de la función. Así, la postura de pie y la succión se forman prenatalmente como gestos de crecimiento. Tras el nacimiento, estas formas se estabilizan, se activan como funciones y la experiencia asociada se materializa. Los procesos de desarrollo anímico-espiritual se basan en estas materializaciones constitutivas de la experiencia y los procesos efectivos relacionados.

Siguiendo al morfólogo y embriólogo Erich Blechschmidt, podríamos describir el erguimiento como un gesto de crecimiento prenatal que da forma. Blechschmidt parte de la base de que los gestos de crecimiento dan lugar a una forma que precede a las funciones posteriores (Blechschmidt 1974). Así, la boca crece hasta adoptar una forma que permite la succión posterior. Ya en la etapa embrionaria y fetal, nuestra forma cambia muchas veces, y se observa un desarrollo de la forma erguida. Dado que el concepto de «movimiento de crecimiento» de Blechschmidt ha causado mucha confusión en la osteopatía, es mejor evitarlo y hablar de gestos de crecimiento.

El movimiento de crecimiento equipara el movimiento y la formación de formas. Esto ha llevado a los osteópatas a dejar de distinguir entre el desplazamiento espacial y la formación de formas - un error con graves consecuencias en la osteopatía.

Tras el logro del crecimiento prenatal, el proceso del nacimiento es la siguiente «primera» actividad de erguimiento del niño. Durante el parto, se aleja del ombligo y realiza un primer enderezamiento activo. El patrón de movimiento del niño durante el proceso del nacimiento corresponde a un movimiento de enderezamiento y a un gesto de enderezamiento.

Durante el primer año de vida se produce una estabilización de la lordosis cervical y lumbar. Desde la posición boca abajo y boca arriba, pasando por la posición sentada estable, hasta la posición de pie: la formación de la lordosis forma parte del erguimiento contra la gravedad, pero también representa una orientación de la biología interna hacia el mundo exterior. Las lordosis representan la comunicación con el entorno, mientras que las cifosis representan la protección del interior.

El segundo año de vida podría describirse como una orientación hacia el mundo en posición erguida, como un agarrarse al mundo y dejarse embargar por el lenguaje.

En este desarrollo confluyen muchas fuerzas y factores:

- el ritmo biológico del esfínter y el ritmo de abandonar y ser abandonado,
- la capacidad de agarrar con la mano y de comprender y nombrar mediante palabras,
- un aumento de la imaginación y la capacidad de expresión y la dialéctica entre la capacidad motora de hacer cosas y la toma de conciencia,
- nuevas posibilidades de configurar las relaciones y desarrollar la relación con los objetos y el entorno a través del juego,
- el descubrimiento del lenguaje y la modulación del miedo a la pérdida y la frustración por la negación,
- una diferenciación de la motricidad de la formación de sonidos y la gesticulación, así como la experiencia de hablar y comprender el lenguaje.

Todo ello hace que el proceso de enderezamiento no solo afecte a los músculos y las articulaciones, sino que deba considerarse como un desarrollo del yo físico. Una prueba de ello es que en muchos idiomas las palabras para «enderezado», «derecho» y «justicia» tienen una raíz común.

La siguiente descripción general ofrece una idea de cómo se podría abordar la función corporal del erguimiento en un concepto terapéutico desarrollado. La postura erguida abre un nuevo campo de experiencias para el niño. Esta función, que hace posible la experiencia, abre una nueva relación con el mundo y esta nueva posibilidad de experiencia se incorpora a su vez.

Mesa 1: Postura erguida: Calidad perceptible, actividad regulada y función incorporada que constituye la experiencia, tomando como ejemplo la postura erguida

Cualidades
- Elasticidad de los tejidos, las tres columnas vertebrales: huesos, médula espinal y líquidos, columna vertebral visceral
- Tensión y contracción de los músculos y del tejido conectivo, forma y simetría
- Posición y dinámica de las tres columnas vertebrales
- Volumen de los espacios: cavidad craneal, cavidad torácica, abdomen, retroperitoneo, pelvis

Cualidades de los tejidos en estados de actividad
- Esfuerzo y facilidad de la postura erguida
- Actividad en reposo y bajo esfuerzo de todos los tejidos, hiperactividad e hipoactividad
- Cansancio y agotamiento
- Adaptación y compensación

Relaciones de regulación
- Circuitos sensomotores, reflejos, reacciones, propiocepción, cinestesia, equilibrio, motricidad voluntaria
- Orientación en el espacio con la participación de todos los sentidos
- Motivación, intención, aprendizaje sensomotor
- Ritmos vegetativos, alegría y frustración

Función encarnada y constitutiva de la experiencia
- La postura erguida como gesto de crecimiento
- La postura erguida como referencia al entorno, intencionalidad y dinámica instintiva
- Formación de la lordosis y desarrollo de la comunicación y el lenguaje
- Estar erguido como gesto y actitud interior, derecho y justicia

3.7 Posición especial de la elasticidad

La elasticidad ocupa una posición especial entre las cualidades palpables mencionadas hasta ahora. Los estados de elasticidad se correlacionan mejor con los estados de actividad, de la siguiente manera:

Actividad normal en reposo = elasticidad normal

Hiperactividad = rigidez = reacción más rápida y dura

Hipoactividad = laxitud; reacción cansada, tardía y sin fuerza

La elasticidad normal de un órgano corresponde a su fuerza interna (intrínseca) para mantener la forma. Por lo tanto, el hallazgo de elasticidad es de interés para la osteopatía. Para las otras cualidades, esta correlación con los estados de actividad no es posible sin más. Más o menos volumen, más o menos movimiento o tensión no se pueden asignar claramente a estados de actividad y, por lo tanto, no se pueden traducir en términos clínicamente relevantes. Así, un órgano hiperactivo puede ser más o menos móvil, y un órgano hipoactivo puede ser más o menos móvil. Por lo tanto, la movilidad no es un signo seguro de un estado de actividad definido. Hasta ahora solo existe una propuesta elaborada sobre la elasticidad como actividad (Helsmoortel, Hirth, Levin 2010).

Esta correlación entre elasticidad y actividad puede respaldarse con muchos argumentos y ha demostrado ser útil desde el punto de vista clínico, pero sigue siendo una correlación, y su coherencia debe verificarse siempre de forma autocrítica en cada paciente.

Si es posible establecer una correlación similar entre otras cualidades perceptibles (volumen, movimiento, tensión, forma) y los estados de actividad, y de qué manera, es una tarea que deberá abordar en el futuro el desarrollo de la semiología mecánica. Por el momento, aprovechamos la posibilidad de obtener una impresión realista del estado de actividad de un órgano a través de la elasticidad. Debido a la influencia del francés, algunas publicaciones osteopáticas hablan a veces de «tensión» cuando se refieren a la elasticidad. Este término es engañoso, ya que a menudo se confunde la elasticidad con la presión (hipertensión para referirse a la presión arterial alta), y tampoco se corresponde con los términos científicos.

La elasticidad en la patología general

En la patología general, existen repetidos intentos de interpretar los cambios en las propiedades elásticas de los órganos como procesos patológicos. Casi ninguna enfermedad pulmonar deja de conllevar un cambio en la compliancia (elasticidad inversa). Estos cambios en la compliancia pulmonar se pueden medir en el diagrama de presión volumétrica y se notan en la fuerza elástica de retorno del tejido pulmonar y en la calidad del movimiento respiratorio del tórax.

La elastografía del hígado promete ofrecer un sistema de alerta temprana de posibles cánceres mediante el diagnóstico de la elasticidad alterada de determinadas regiones del hígado. Si estos resultados pueden generalizarse y transferirse a la palpación manual es una cuestión que podría ocupar a las futuras generaciones de osteópatas.

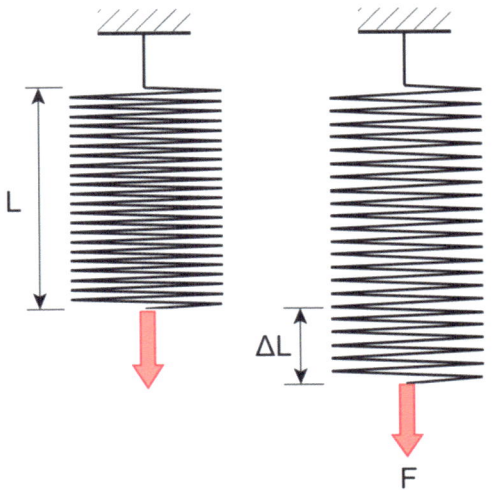

Fig. 21: *Elasticidad. La ley Hooke describe la deformación elástica como alongamiento bajo el efecto de la tracción. Lo mismo aplica a la presión (compresión) de un muelle o de un órgano.*

Elasticidad: deformación y fuerza de recuperación

La elasticidad se define biomecánicamente como la propiedad de un tejido para cambiar temporalmente su forma bajo la acción de fuerzas, conservando la integridad del tejido. Cuando cesa la fuerza, el tejido vuelve a su forma original. Los sólidos son elásticos en cuanto a su forma y volumen, se resisten a todo tipo de deformaciones y vuelven a su forma original cuando cesa la tensión. Las fuerzas deformantes pueden comprimir, torcer o estirar. Por lo tanto, la fuerza de recuperación elástica del tejido desempeña un papel importante en la compresión, dilatación, estiramiento, flexión y torsión de músculos, fascias, huesos, órganos y vasos sanguíneos. Cuando el tejido se ve sometido a fuerzas deformantes y movimientos internos, la resistencia o flexibilidad del material se manifiesta como elasticidad o compliancia. Si el tejido está vivo, se producen movimientos que cambian su forma y una fuerza de retorno que reacciona a ellos en el tejido. Las deformaciones y flexiones pueden ser bidimensionales (por ejemplo, el estiramiento longitudinal de un músculo) o tridimensionales (por ejemplo, la compresión o expansión volumétrica de un órgano hueco).

El concepto opuesto a la elasticidad es la *plasticidad*. Los materiales elásticos permiten que una fuerza deformante se adapte. Esta adaptación no da lugar a una deformación permanente como cambio duradero de la forma. La elasticidad resiste sin romperse. Así, el acero de un rascacielos o de un puente se adapta al viento, de modo que incluso el puente Golden Gate de San Francisco puede doblarse con vientos fuertes sin romperse. Las estructuras rígidas y las sales (en comparación con los metales) se rompen más rápidamente. Cuando un material se rompe, se alcanza el límite de la elasticidad.

Como contraejemplo, podemos tomar el trabajo plástico de un alfarero. Este busca un material que aún no tenga una forma definida, es decir, que sea maleable. De este modo, un trozo de arcilla puede moldearse para crear un bonito jarrón o una escultura y, a continuación, cocerse. Tras este proceso de modelado y cocción, el jarrón ya no puede volver a ser un trozo de arcilla. La plasticidad es, por tanto, lo contrario de la deformabilidad elástica. El material plástico es adecuado para crear una forma completamente nueva que no puede volver a la antigua.

Módulo de elasticidad

La expresión matemática de la elasticidad (= módulo de elasticidad) describe la relación entre la tensión y la deformación de un cuerpo sólido con comportamiento elástico lineal. El módulo de compresión se utiliza para calcular el cambio de presión en todas las direcciones necesario para provocar un cambio de volumen reversible determinado. El módulo de cizalla (transversal) proporciona información sobre la deformación elástica lineal de un componente como consecuencia de una fuerza de cizallamiento o una tensión de cizallamiento. El módulo de elasticidad (longitudinal) solo se puede medir en cuerpos sólidos. En este caso, las uniones entre los componentes cristalinos son de vital importancia. Tanto en los gases como en los líquidos, las uniones entre las partículas son tan débiles que un cuerpo no puede volver a su estado original después de una tensión.

Base intramolecular de la elasticidad

La deformabilidad elástica se puede observar en el ámbito macroscópico, pero se basa en fuerzas microscópicas, es decir, celulares e incluso moleculares. La deformabilidad de las células y de la matriz intercelular ha sido demostrada en numerosos trabajos científicos de las últimas décadas. Pero la elasticidad no se limita al ámbito celular, sino que es una propiedad que se puede rastrear hasta el nivel molecular.

La elasticidad de un tejido tiene que ver con el tipo de enlace químico de los átomos. Así, la flexibilidad del hierro se debe a la particularidad de su composición metálica. El comportamiento de enlace de los metales, con la flexibilidad de un conjunto común de electrones, permite una gran flexibilidad del metal. Por el contrario, el enlace iónico de una sal como el NaCl es mucho más fuerte y rígido, por lo que se rompe más rápidamente cuando se dobla. En nuestro contexto, es importante que la expresión global de la elasticidad de un órgano sea también una expresión de las fuerzas moleculares y celulares.

Elasticidad dirigida: morfogénesis y «memoria tisular»

El término «elasticidad dirigida» describe una propiedad de los tejidos fácilmente comprensible en la vida cotidiana. Por ejemplo, se pueden comprar globos que se inflan hasta adoptar una bonita forma simétrica de gota o bola. Sin embargo, si no se tiene cuidado al comprarlos, al inflarlos puede darse una sorpresa: el globo inflado adquiere de repente orejas de conejo y forma de conejo. Esta diferencia no siempre se aprecia en el globo sin inflar, pero este tiene una fuerza formadora almacenada en el tejido del globo. La arquitectura interna del tejido del globo hace que, al inflarlo, adopte una forma esférica o de conejo.

La física divide los cuerpos en isotrópicos (esféricos) y anisotrópicos (por ejemplo, un conejo). Los sólidos isotrópicos son invariables en cuanto a sus propiedades físicas (como la deformabilidad), es decir, independientemente de la dirección desde la que los miremos o del ángulo en el que apliquemos la fuerza, reaccionan de la misma manera (globo perfectamente redondo). Los cuerpos anisotrópicos cambian sus propiedades dependiendo de la dirección en la que ejercemos la fuerza. Las propiedades de deformación cambian según la estructura fibrosa de los materiales, lo que significa que la fuerza de recuperación elástica no es la misma en todas las direcciones, sino que está orientada. El estómago es un buen ejemplo de la importancia clínica de la organización de la fuerza y la dirección. Dado que la arquitectura interna del estómago presenta una torsión y una inclinación lateral, tendremos en cuenta este aspecto al realizar la prueba de deformabilidad elástica. El diagnóstico y el tratamiento de los órganos internos en la osteopatía se adaptan a la organización intraorgánica de la fuerza y la dirección.

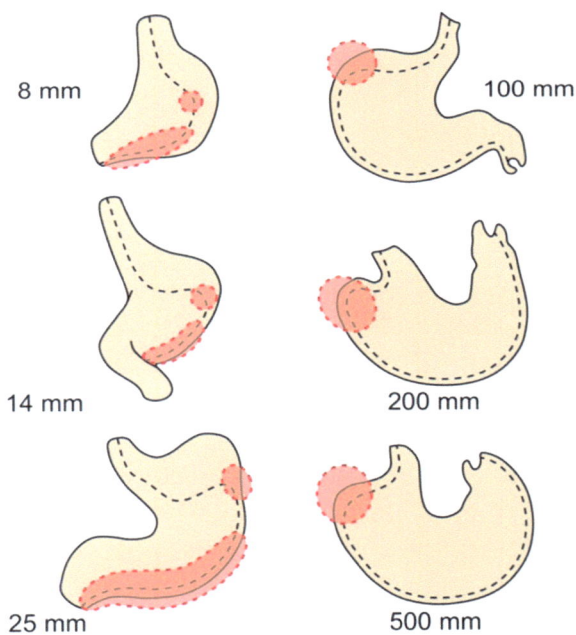

Fig. 22: *Crecimiento morfogenético del estómago (según Lieberman-Meffert 1969).*

La arquitectura interna de un órgano se forma por las fuerzas formadoras del crecimiento. El estómago crece en diferentes direcciones ya en la fase embrionaria, lo que le confiere una torsión y una inclinación lateral. Las fuerzas formadoras que actúan inicialmente se almacenan entonces como forma, o mejor dicho, como arquitectura interna. Este tipo

113

de almacenamiento de las fuerzas de crecimiento como información de forma ha sido conocido desde siempre por los morfólogos. El tejido biológico nunca crece en todas las direcciones al mismo tiempo y con la misma intensidad; las diferencias de crecimiento, también llamadas «differential growth», tienen un efecto formador y orientador de las fuerzas. Así, la elasticidad dirigida remite al crecimiento formador, que comienza en la embriología, pero no termina ahí.

Por lo tanto, la explicación mistificadora de la llamada «memoria tisular» del desarrollo embrionario es innecesaria y más bien contraproducente. La explicación de la morfodinámica es tan simple como comprensible: el crecimiento de la forma conduce a la orientación de las fuerzas internas del órgano. La disposición de las fuerzas en la arquitectura interna del órgano se actualiza en la expresión de la forma y en la organización direccional de las fuerzas. Esta no es simétrica, sino expresión de la formación de las fuerzas formadoras.

Cuando se somete a una carga, el órgano recurre a esta organización direccional, es decir, reacciona según sus posibilidades actuales; estas posibilidades son el resultado de procesos de crecimiento completados y convertidos en forma. El supuesto recurso de los órganos a un origen genealógico - el «origen embrionario» - muestra la predisposición al pensamiento mitológico sobre el origen, al que el discurso científico moderno se muestra más bien escéptico. En la mayoría de los casos, el problema de la explicación se traslada al origen y el tratamiento solo es posible como retorno (regresión) al origen.

Este enfoque no pertenece al ámbito de la terapia, sino al culto iniciático. La historia de la llamada «hipótesis embriológica» en la osteopatía visceral es un ejemplo paradigmático de cómo una idea, que no estaba respaldada por ningún argumento, obtuvo en poco tiempo el título honorífico de hipótesis y ya en la siguiente generación se consideraba una realidad.

3.8 Primeras respuestas a las tres preguntas clínicas

Ahora ya se pueden formular las primeras respuestas a las tres preguntas clínicas. La pregunta de *qué* (es decir, qué órgano) hay que tratar se responde mediante el diagnóstico del estado de actividad. Entre las cualidades mecánicas perceptibles, la elasticidad desempeña un papel destacado, ya que es la que más se aproxima al estado de actividad. La respuesta a la pregunta de *cómo* se debe tratar un órgano depende de las demás cualidades mecánicas. Porque la pregunta sobre el tipo de tratamiento debe traducirse en la pregunta sobre el socio en el tejido. Y para determinar este socio e invitarlo al tratamiento, nos orientamos por lo que el órgano sabe hacer bien o muestra en la situación del tratamiento. En este sentido, es importante percibir todas las cualidades de los órganos presentes para responder a la pregunta sobre el *cómo* del tratamiento.

Mesa 3:

RESPUESTA A LAS TRES PREGUNTAS CLÍNICAS		
Pregunta	Consideración clínica	Respuesta
¿Qué órgano necesita tratamiento?	Evaluación del estado de actividad fisiológica: se tratan los órganos que han perdido su actividad y aquellos que no pueden volver a la actividad en reposo desde la hiperactividad.	La prueba de elasticidad permite determinar el estado de actividad.
¿Cómo se debe tratar el órgano?	Búsqueda de aliados en el proceso de curación: elaboración de las cualidades orgánicas perceptibles en los estados de actividad.	En el diagnóstico de la cualidad orgánica activable se revelan posibles aliados.
¿Cuándo debe tratarse el órgano?	Determina la ubicación del órgano afectado en la cronología del desarrollo de la enfermedad y en el proceso de curación.	El momento depende de si el órgano se comporta de acuerdo con su carácter o en contra de él.

Como ya se ha indicado anteriormente, el carácter del órgano desempeña un papel importante a la hora de determinar el momento adecuado para el tratamiento. Una primera respuesta a la pregunta sobre la cronología de la terapia depende de si el órgano se comporta de acuerdo con su carácter tisular o en contra de él. De este modo, es posible distinguir entre hiperfisiología, que refuerza el carácter, y patología, que se desvía del carácter.

3.9 Cualidades de acceso y permiso de acceso

Antes de responder con entusiasmo a las preguntas clínicas en el examen y el tratamiento, debemos averiguar cómo es posible acceder al paciente y a la expresión del tejido en la situación de tratamiento correspondiente.

Evidentemente, habrá tantas respuestas como situaciones de tratamiento, pero basándonos en lo elaborado hasta ahora, podemos insistir en que la pregunta sobre la calidad del acceso debe recibir una respuesta al menos en tres niveles de la situación de tratamiento:

- en el contacto terapéutico como corporalidad comunicada,
- en la relación terapéutica como relación y presencia corporal de ánimo,
- en la biomecánica como actividad biológica perceptible del tejido.

Las cualidades de acceso permiten que se conceda el permiso de acceso tanto a nivel lingüístico como tisular. Es clínicamente interesante que, en ocasiones, el órgano que permite el acceso al tratamiento no es el órgano que requiere tratamiento. En el curso de la enfermedad, la regulación de los estados de actividad está tan alterada que, en el momento del tratamiento, es posible que el lugar y el tejido que pueden conceder el permiso de acceso no muestren ninguna relación reconocible con el tejido enfermo. Así, especialmente en el tratamiento de afecciones crónicas, ocurre una y otra vez que al inicio del proceso clínico no se constata la elasticidad. Para determinar la calidad del acceso tisular, se tienen en cuenta todas las cualidades mecánicas. A continuación, presentamos un ejemplo de la discusión sobre la calidad del acceso basándonos en la importancia de la expresión volumétrica.

Relevancia diagnóstica del hallazgo volumétrico y permiso de acceso

La respuesta a la pregunta de qué hay que tratar sigue siendo fundamental, pero a menudo esta respuesta solo es posible cuando se puede acceder al tejido. El permiso para este acceso se obtiene normalmente a través de otra de las cualidades palpables. Así, a menudo solo obtenemos el permiso para realizar un diagnóstico de elasticidad a través de la aceptación de la expresión volumétrica de un órgano.

En la jerarquía clínica de la interpretación de los hallazgos, la prueba de elasticidad sigue ocupando el primer lugar. Sin embargo, la percepción del volumen y el hallazgo del volumen pueden estar al principio de la cronología del procedimiento terapéutico. La percepción del volumen muestra un aspecto del hallazgo y la autorización del tratamiento. Solo cuando reaccionamos adecuadamente a la expresión del volumen del órgano es posible interpretar el hallazgo de la elasticidad de forma significativa.

Volumen y dinámica del volumen

El volumen y la presión son magnitudes físicamente relacionadas. Sin embargo, el volumen es más fácil de percibir, por lo que en la palpación nos basamos en él. La percepción manual del volumen y de la dinámica del volumen (incluido el ritmo de cambio) no permite sacar conclusiones claras sobre el estado de actividad del órgano. Por lo tanto, aunque el hallazgo del volumen es relevante desde el punto de vista diagnóstico, no es determinante.

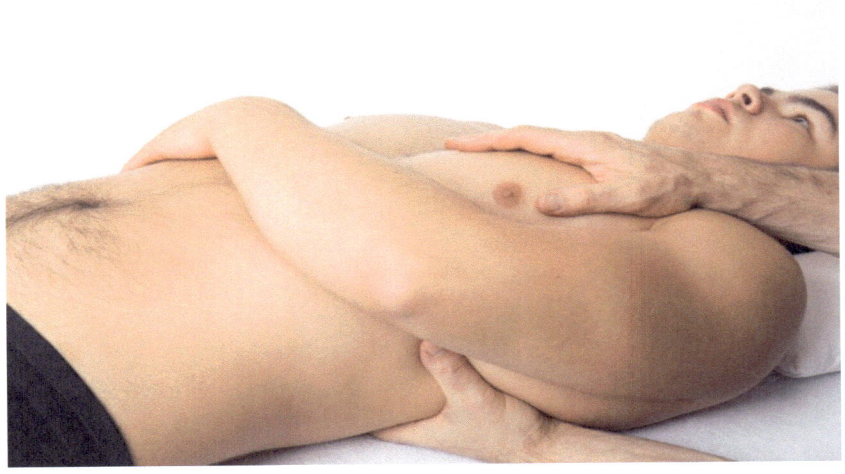

Fig. 23: En la palpación volumétrica del pulmón se percibe la dinámica del volumen y la torsión interna del pulmón.

Para una interpretación más detallada, hay que distinguir entre la alteración rítmica normal de la expresión del volumen y la pérdida de esta normalidad:

- *Normalidad volumétrica:* alteración rítmica de la fuerza centrípeta y centrífuga (¿movimiento?). Se percibe como expansión-contracción, expansión-compresión, descentración-concentración.
- *Pérdida de los cambios rítmicos:* expansión persistente, compresión persistente. Aquí son posibles varias explicaciones: rigidez reguladora, congestión, vacío, hiperactividad o hipoactividad de la pared, hiperactividad o hipoactividad del contenido.

Las diferentes explicaciones de la pérdida de la dinámica volumétrica normal muestran que no es posible asignar la expresión volumétrica a la actividad independientemente de la situación. Debe desarrollarse para cada órgano y situación en relación con otros hallazgos cualitativos.

3.10 Proceso terapéutico: eficacia, verdad y realidad

Al principio de este capítulo hemos señalado que solo podemos obtener los tres brillantes si distinguimos los tres aspectos del proceso terapéutico:

- la eficacia de la terapia,
- la realidad del proceso terapéutico y
- el surgimiento de la verdad clínica.

Quien quiera apostarlo todo a la eficacia puede decir: quien cura, tiene razón. Sin embargo, esta frase solo es válida en la medida en que los caminos de la curación y la realidad de la situación curada no pasan a primer plano. Tanto para los pacientes como para la propia identidad de la osteopatía, la realidad del proceso terapéutico es tan importante como la cuestión del origen de la verdad.

Si reformulamos la frase anterior, rápidamente queda claro que debemos prestar mucha atención a la asociación entre eficacia, realidad y verdad: quien cura, determina lo que es correcto; quien cura, dice la verdad. Estas frases son muy problemáticas desde el punto de vista ético y no se pueden sostener objetivamente.

Eficacia sin realidad

La eficacia es el bien supremo de una terapia. Los estudios sobre la eficacia de las formas de terapia manual señalan la contribución de la configuración de la relación terapéutica. Algunos estiman que la contribución de la configuración de la relación terapéutica a la eficacia del tratamiento alcanza hasta un 70 %. La importancia de la relación terapéutica para la eficacia de la terapia es una clara indicación de que no podemos eludir la comprensión de la realidad del proceso terapéutico. Solo la configuración de la realidad hace que nuestro trabajo manual sea eficaz. Independientemente del porcentaje de eficacia que se atribuya a cada uno de los tres brillantes, el porcentaje de realidad es, aunque matemáticamente incorrecto, del 100 %. Si comparamos el contacto, la relación y la biomecánica, debemos decir que los tres aspectos tienen un porcentaje de realidad del 100 %. Los tres requieren nuestra atención y reflexión al 100 %. Los estudios de eficacia sin una comprensión de la realidad osteopática no sirven de nada.

La investigación de la realidad del objeto «osteopatía» es tarea de una universidad osteopática. Para esta autorreflexión necesitamos un lenguaje y unos instrumentos analíticos diferentes a los que ofrecen los estudios de eficacia.

Conocimiento y poder en la relación terapéutica

El conocimiento surge en la terapia (al igual que en la ciencia) en el contexto de una relación. Esta relación es inherente al conocimiento, no se puede separar del conocimiento ni meditarla. Por lo tanto, los enfoques puramente biológicos o contemplativos son innecesarios en la osteopatía. El discurso profesional debe poner de manifiesto que el conocimiento y el entendimiento en la terapia táctil no surgen de las habilidades perceptivas del terapeuta, sino de la relación entre el paciente y el terapeuta. Por lo tanto, la glorificación de la habilidad osteopática debe reflejarse en la relación terapéutica. Las cuestiones relativas a la configuración de la relación terapéutica deben ocupar un lugar central en el debate sobre las formas de formación de la verdad clínica.

¿Dónde surge la verdad clínica en las terapias manuales? ¿En el paciente, en el terapeuta, en la relación terapéutica? Nuestra respuesta es tan clara como inequívoca: en la relación terapéutica. Sin embargo, es difícil de aceptar, ya que contradice tradiciones influyentes y autoimágenes. Estas parten de la base de que la verdad solo es posible a través del conocimiento superior del terapeuta, mediante un método objetivador o en la autonomía del paciente. Sin embargo, estas tradiciones son más bien un obstáculo para la formación de la verdad en la terapia manual y el contacto físico. Intentan ocultar la contribución de la relación en la formación de la verdad. Esto se aplica tanto a la tradición espiritual de la osteopatía como a aquellos que buscan la curación basándose en paradigmas de investigación puramente científicos, cuyo objetivo metodológico es excluir los aspectos relacionales en la formación de la verdad.

Los osteópatas están fascinados por la capacidad de «leer a los pacientes como un libro abierto». Están impresionados e impresionan con el arte de poder mostrar a los pacientes traumas y conexiones ocultos. Por el contrario, se valora menos el arte de estimular y acompañar al paciente en el proceso físico y emocional del autoconocimiento. Esto nos mantiene en la estructura de poder de la resonancia magnética descorporalizada y del médico todopoderoso, en la que se dice la verdad sobre el paciente de forma aparentemente independiente de las relaciones. Debemos preguntarnos si la osteopatía quiere adoptar esta posición de verdad, si debe ser el siguiente paso en la expropiación de la experiencia del propio cuerpo. ¿Puede y quiere la osteopatía resistirse a la «expropiación de la salud» (Ivan Illich)?

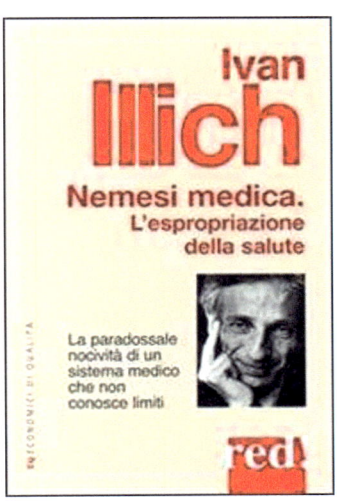

Fig. 24: Nemesis Médica (Ivan Illich)

El misterio de la verdad centrado en el terapeuta

La fascinación osteopática por el misterio de la verdad da pie a una personalidad curativa con un gran poder de conocimiento. Esto lleva a que la osteopatía se convierta en una forma de terapia centrada en el terapeuta. Se trata de una evolución lamentable para la osteopatía y sus pacientes. Por el contrario, si la verdad clínica surge de la relación terapéutica, el terapeuta pierde su acceso privilegiado a la verdad y su posición de conocimiento absoluto, pero sigue siendo responsable de la configuración de la relación terapéutica. Las preguntas sobre la verdad y el conocimiento han preocupado a la religión y la cultura griegas y han dado lugar a una apertura increíblemente grande a muchas tradiciones de conocimiento. El verdadero conocimiento se obtenía allí a través de la iniciación ritual en el culto a los misterios. A través de la conexión de la cultura griega con el triunfo del cristianismo, algunos aspectos de esta cultura de la verdad pasaron a ocupar un lugar central en las tradiciones intelectuales europeas. Esta tradición greco-cristiana tuvo un papel importante en los orígenes de la osteopatía en el siglo XIX y se extiende hasta las cuestiones actuales de la osteopatía. Se reconoce por las siguientes características:

- acceso elitista y esotérico al conocimiento verdadero,
- separación entre los sabios y el público,
- identificación de la práctica espiritual con el conocimiento místico,
- rechazo del lenguaje como instancia mediadora,
- preferencia por la meditación frente a la experiencia y la experimentación.

Sócrates es la estrella de esta tradición filosófica de la verdad. Una y otra vez se le presenta como el héroe de una cultura que se aproxima a la verdad a través del diálogo. Es una extraña ironía de una filosofía centrada en sí misma, ya que cualquiera que sea un poco alérgico a la pedagogía manipuladora sufre un shock anafiláctico ante los diálogos demostrativos de Sócrates. Para Sócrates, el conocimiento surge de la contemplación meditativa del mundo de las ideas, no del discurso. La verdad pierde su lugar en la vida, en la cotidianeidad de las personas y, sobre todo, en el lenguaje. Se rechaza todo lo que perturba la contemplación del ser «verdadero»: la corporeidad, la historia y la tensión entre los sexos, las mujeres reales, la diferenciación lingüística y la política cotidiana, que se ocupa de las necesidades y las penurias humanas.

Experiencia y lenguaje

El iniciado en el misterio, es decir, el místico, ve con los ojos cerrados, habla con los labios cerrados: ese es el significado griego de la palabra misterio. A través de la iniciación, los iniciados se vuelven divinos y taciturnos, sobre todo porque existe la prohibición de hablar sobre la experiencia de la iniciación.

Las formas de terapia centradas en el terapeuta y las posiciones relacionadas con el autocuidado en la osteopatía se inscriben a menudo en esta tradición de los misterios de la verdad. El acceso al conocimiento osteopático se asemeja entonces a una iniciación y rechaza explícitamente las formas universitarias de adquisición de conocimientos. Esto tiene un efecto en la palpación y en la reflexión sobre la palpación. La tradición de la verdad de la filosofía griega se encuentra hoy en día en la osteopatía, en sus tres aspectos: acceso místico al conocimiento, aversión al debate público y espiritualidad hostil al lenguaje y al discurso. En la osteopatía, y en otros ámbitos, esta postura se presenta a menudo con un toque de autoneutralización e intocabilidades budistas. La neutralidad y la verdad intocable, los terapeutas obstinados y hostiles al discurso - no son aliados en el proceso terapéutico. Y necesitamos aliados en la palpación y en el tratamiento.

Alianza y verdad

Entre las competencias decisivas en la configuración de la relación terapéutica se encuentran la capacidad de establecer alianzas y de encontrar equilibrios en la red de relaciones entre las fuerzas biomecánicas y biográficas. El cristianismo ha adoptado en parte la cuestión de la verdad de la tradición griega. Esto se expresa en las fórmulas centrales: Cristo es la verdad, misterio de la fe. Sin embargo, estas fórmulas entran en contradicción con la otra herencia del cristianismo, la tradición de la alianza. Esta tradición sitúa la cuestión de la verdad en el centro de las alianzas y las redes de relaciones.

En la alianza, la cuestión de la verdad está ligada a la solidaridad en las redes de relaciones y al equilibrio entre las personas y los intereses. Por eso hemos hecho tanto hincapié en la capacidad de alianza a la hora de configurar la relación terapéutica. Aquí, la verdad no puede separarse de la relación entre los sujetos y está integrada en sus alianzas, contratos y equilibrios recíprocos.

4

EL CUERPO EN LA OSTEOPATÍA

En el proceso terapéutico, desarrollamos un acceso a la actividad de los tejidos y obtenemos una impresión de la salud y la enfermedad de nuestros pacientes. Sin embargo, no solo nos encontramos con una fisiología fiel a los libros de texto, sino que también participamos en la experiencia del sufrimiento y tomamos conciencia de nuestra propia capacidad de sufrir. El idioma alemán permite expresar la diferencia entre nuestras propias experiencias corporales y la mirada distanciada de la medicina con dos palabras diferentes: "Leib" y "Körper". Podemos llamar *Leib* a la experiencia de nuestro propio *cuerpo*, que nos llena y nos colma, en la que estamos irrevocablemente conectados con nuestro cuerpo físico. De ello podemos distinguir, lingüística y analíticamente, la mirada externa y diseccionadora de la anatomía y la fisiología. Tenemos un cuerpo médico que podemos analizar; y, al mismo tiempo, somos *Leib* – cuerpo vivido - en la experiencia de nuestro propio cuerpo y en el encuentro con los demás. Este capítulo explora el significado de esta simultaneidad de *Leib* (cuerpo vivido o experimentado) y *Körper* (cuerpo médico) para el concepto clínico de la osteopatía.

4.1 Representación o integración

Para describir con mayor precisión la integración de la fisiología y la existencia humanas, queremos abordar la simultaneidad del cuerpo médico y del cuerpo vivido. Esta ha sido descrita en detalle, especialmente en la antropología social y la fenomenología. El propio término «integración» de la fisiología humana proviene de la fenomenología. Esta mantiene el equilibrio entre los «factores ambientales y circundantes» científicos y el sentimiento religioso y existencial de «ser sostenido y mantenido». La simultaneidad del cuerpo investigado médicamente y el cuerpo experimentado es real y debería impedirnos caer en los extremos opuestos de la tradición osteopática.

Un lado del extremo es el modelo de representación, tal y como se expresa en la disfunción somática y en el principio de la unidad corporal. En este sistema, los procesos internos se reflejan en la superficie. Se nutre de la fascinación del cuerpo interconectado, en el que todo está conectado con todo. Las conexiones se revelan en mapas y divisiones en zonas, en las que la envoltura corporal se convierte en una superficie de representación del cuerpo reflejo psicosomático y neurológico. Los terapeutas aprenden a leer estos mapas y a seguir los caminos que estos les indican. En este extremo se encuentran tanto los tratamientos reflejos viscero-parietales como la cartografía de la liberación somato-emocional (SER por sus siglas en inglés). Todos los sistemas de clasificación identificativa de órgano-superficie-emoción se basan en esta idea de un interior que se representa a sí mismo, pero que no se comunica con el entorno. La representación debe indicar conexiones unívocas, como si se tratara de un sistema de representación analógico. En este extremo se pierden por completo la superficie como instancia mediadora y el proceso de encarnación, que es más que la representación idéntica de un mundo interior. A este sistema de representación lo denominaremos también modelo de fijación. La integración es imposible porque los muros del castillo, equipados y armados desde el interior, no quieren interactuar con el exterior.

En el otro extremo, la integración desaparece en la inaccesibilidad del universo macroscópico o microscópico. Los procesos de intercambio de la fisiología humana se pierden en la rigidez del plan divino y genético. En este extremo, toda la fuerza y la iniciación provienen del exterior; o de un interior tan lejano que vuelve a ser exterior: de los genes o de los momentos de la creación en la fase más temprana de la embriología. En este modelo espiritual o positivista, todo lo vivo está iniciado o codificado y no está influenciado por fuerzas históricas o biográficas: los impulsos divinos estaban al principio y determinan los ritmos de la fisiología. Esta vuelta a la cruda imagen de Dios como un motor intangible e inmóvil es sorprendente y difícil de entender sin la fascinación por la falta de relación que resuena en ella. En este extremo se pierden las capacidades humanas de alianza y equilibrio. Solo se considera objetivo lo que no surge de las relaciones humanas y no está marcado por las necesidades humanas.

Estos extremos y contradicciones pueden evitarse si cultivamos la simultaneidad del cuerpo médico y del cuerpo vivido como base de la palpación. Esto nos protege de la desmaterialización y la desensibilización, pero también de la arbitrariedad y la inexperiencia de las posturas espirituales. Poder experimentar y aprender de la experiencia es el mayor bien y el objetivo más honorable de la palpación. Como seres humanos, experimentamos la simultaneidad del cuerpo médico y del cuerpo vivido. Esta simultaneidad también significa que la terapia manual solo tiene justificación si es al mismo tiempo «ciencia natural del cuerpo médico» y «ciencia espiritual del cuerpo vivido». La palpación es la interpretación de la naturaleza del cuerpo médico-biológico y de la experiencia comunicada del cuerpo vivido.

Modelo de fijación de la unidad corporal

La unidad cerrada del cuerpo se formuló en el lenguaje de la primera generación según A. T. Still como principio osteopático: «El cuerpo es una unidad». En las representaciones osteopáticas del principio de unidad corporal predominan dos aspectos: la unidad a través de la comunicación permanente y la unidad a través de la delimitación. Este modelo de fijación de la unidad corporal se ocupa del carácter cerrado del mundo interior. En el interior se encuentran tanto funciones integradoras como estructuras conectadas. Los osteópatas y los pacientes están fascinados por las «conexiones» que reconocemos y sentimos. Se declara norma que en el interior todo está conectado con todo y es interdependiente. Sin embargo, la fisiología y la antropología social son claras en su afirmación:

- La autonomía y la libertad locales son el objetivo de una fisiología sana,
- la fisiología está integrada en procesos de comunicación e intercambio,
- los equilibrios y las alianzas entre el interior y el entorno son humanos y conducen a la encarnación.

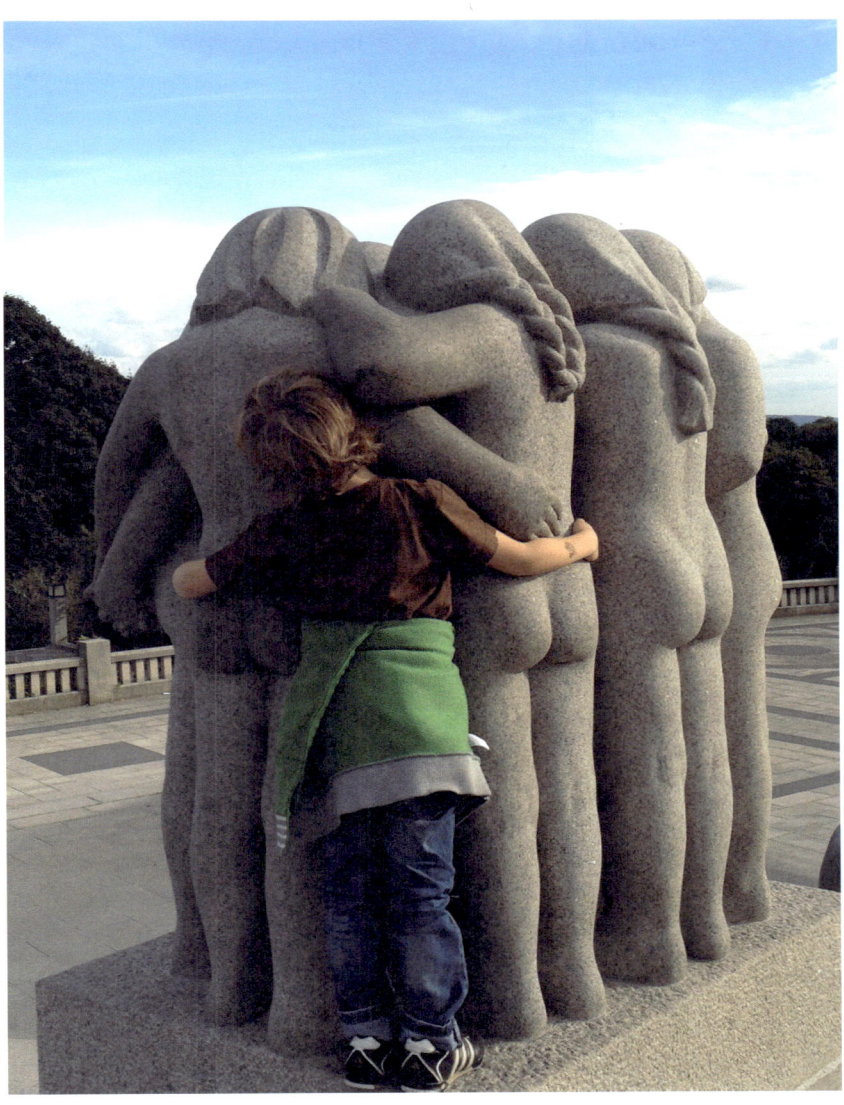

Fig. 25: Integración en el grupo

4.2 El cuerpo médico-biológico y el cuerpo experimentado

El cuerpo médico-biológico es el cuerpo que tenemos y que podemos observar de forma objetiva, que podemos diseccionar y dividir. Es un cuerpo que - según la medicina científica - no depende del tipo de relación que tengamos con él. Por el contrario, la corporeidad vivida se experimenta en la comunicación. La experiencia corporal solo es posible en relación con otros y con otras cosas. La corporeidad experimentada no se recoge en la imagen médica del cuerpo.

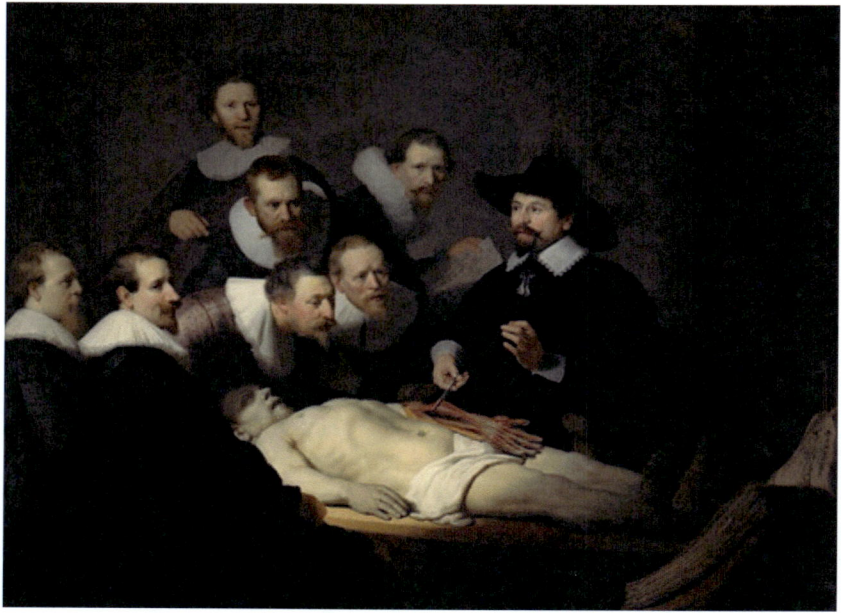

Fig. 26: Disección del cuerpo (Óleo de Rembrandt)

Cuerpo vivido tangible - cuerpo tratado

La corporalidad experimentada, compartida y comunicada es la contrapartida del cuerpo tratado en la osteopatía. En el espacio humano y en el tiempo humano, el contacto y la relación son constitutivos. Por lo tanto, en cuestiones clínicas de palpación y percepción, es apropiado mantener la referencia a nuestra experiencia corporal.

Manteniendo la presencia de ánimo y a lo largo del cuerpo vivido, podemos tomar conciencia de la realidad que surge de la relación mutua. La *corporalidad vivida* surge de la comunicación y siempre está en relación con otros y con otras cosas. Nuestro objetivo es cultivar la simultaneidad del cuerpo médico y del cuerpo vivido como base de la palpación. Podemos estudiar el cuerpo médico si olvidamos que nosotros mismos somos al mismo tiempo objeto de estudio y sujeto ávido de conocimiento. Es un cuerpo que no cambia cuando entramos en relación con él y solo cambia cuando lo manipulamos mecánica, química o electromagnéticamente.

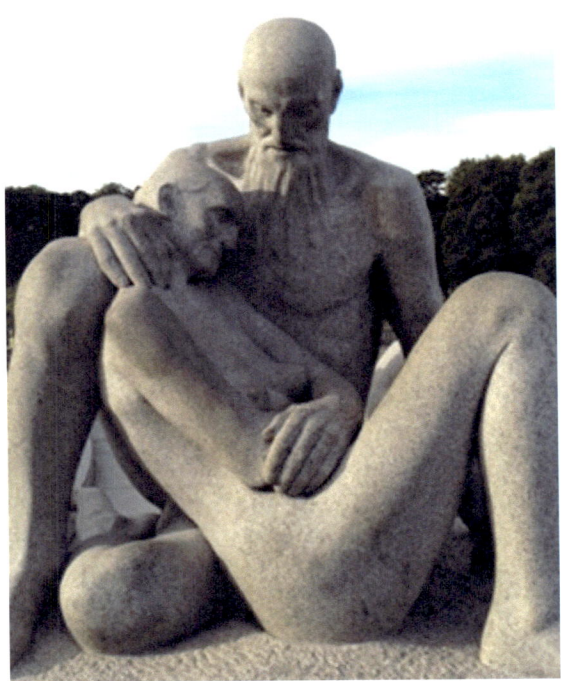

Fig. 27: Cuerpo vivido

4.3 Relación entre el cuerpo vivido y la naturaleza: rota y necesitada de mediación

Seguimos las formulaciones de Klaus Heinrich, que habla de la «relación con la naturaleza mediada socialmente», para subrayar que no podemos resolver las tensiones entre la sociedad y la naturaleza de forma natural y sin ambivalencias. Nuestra relación con la naturaleza no es «natural», sino mediada socialmente. Esto se refleja, a su vez, en el hecho de que no podemos escapar a la simultaneidad del cuerpo médico y del cuerpo vivido. Esta tensión vuelve a aparecer en el concepto de «posicionalidad excéntrica» de Helmuth Plessner. Dado que *somos* inmediatamente cuerpo experimentado y *tenemos* un cuerpo médico, por un lado, estamos dentro (posición concéntrica): estamos dentro de nosotros mismos, atrapados y relacionados y, al mismo tiempo, podemos observarnos desde fuera (excéntrica), como si no fuéramos nosotros mismos. Esta es una determinación importante de la situación inicial en la interpretación de la palpación.

El cuerpo vivido como concepto del lenguaje cotidiano y la ciencia

En el lenguaje cotidiano, el cuerpo vivido se refiere al cuerpo experimentado, tal y como lo experimentamos al movernos, comer, dormir, en el encuentro con los demás, en el trabajo y en los placeres sensuales y sexuales. Seguimos hablando de bienestar y malestar corporal. En muchas situaciones cotidianas nos referimos a nuestra experiencia *corporal* y no a lo que la medicina y la ciencia denominan nuestro cuerpo médico. El cuerpo vivido contiene experiencias y ha surgido de las relaciones. El cuerpo médico contiene muchos anticuerpos y ha surgido de material localizable e información genética. Los genes y los anticuerpos no se encuentran en el cuerpo vivido; no se conocen anticuerpos contra el cuerpo vivido. Por el contrario, las experiencias y los sentimientos no se encuentran como elementos localizables del cuerpo médico. Tanto desde el punto de vista fenomenológico como neurocientífico, cada vez es más evidente que los sentimientos y las experiencias no pueden describirse sin el aspecto relacional y la encarnación.

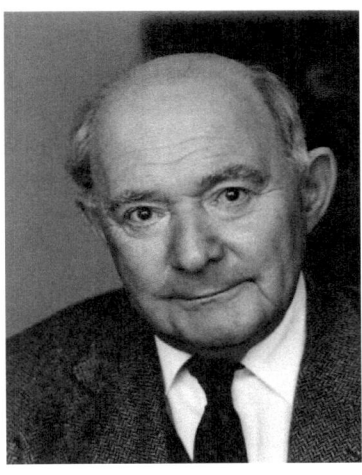

Fig. 28: Helmuth Plessner Helmuth Plessner (1892-1985) fue uno de los antropólogos sociales más brillantes del siglo XX. Estudió medicina, zoología y filosofía. En su gran obra *El poder y la naturaleza humana*, publicada en 1931, explica las implicaciones sociales de estas ciencias.

El cuerpo vivido también desempeña un papel central en el debate antropológico sobre la naturaleza especial del ser humano, especialmente en la fenomenología del cuerpo vivido y en la determinación de la posicionalidad excéntrica del ser humano.

Tenemos un cuerpo médico investigable y, al mismo tiempo, cuando investigamos y descomponemos, somos un cuerpo vivido que experimenta. Si se tiene en cuenta la dimensión histórica de las experiencias corporales (somatogénesis), es decir, la historia de las percepciones y representaciones del cuerpo vivido, se revela un cuerpo que aún no está dominado por las categorías de experiencia y conocimiento del cuerpo médico. El término «*Leib*» es de uso cotidiano, discursivo y somatogenético, y lo suficientemente amplio como para utilizarlo aquí.

La historiadora Barbara Duden prefiere hablar de soma y somatogénesis para evitar las connotaciones filosóficas y las cargas del término *cuerpo vivido*. Nosotros también utilizaremos el término «*cuerpo vivido*» siempre en el horizonte de la somatogénesis (Duden) y la encarnación (Heinrich), es decir, también en relación con la historia de las percepciones corporales vividas y las formas actuales de descorporalización de la experiencia del cuerpo, especialmente en la medicina y la ciencia.

4.4 El dolor: experiencia existencial y ubicación médica

Al ocuparnos de nuestra experiencia corporal, también debemos hablar de los placeres, las necesidades y las carencias del cuerpo vivido, manteniendo durante un tiempo una distancia tensa y una relación crítica con el cuerpo médico. Al hablar del dolor, abordaremos con respetuoso escepticismo el cuerpo médico, la concepción del cuerpo asociada a él y los enfoques explicativos del dolor que se derivan de ella.

Dado que, cuando sentimos dolor y estamos sufriendo, las diferencias entre el cuerpo médico y el vivido, que constituyen la experiencia, pueden describirse bien, comenzamos ahora una digresión — esperemos que indolora — sobre el dolor. El dolor es una experiencia existencial y solo en segundo lugar un fenómeno médico. El dolor muestra los puntos de intersección, el solapamiento y la diferencia entre el cuerpo médico y el cuerpo experimentado. Obliga al osteópata a mostrar sus cartas: ¿qué importancia tiene la experiencia de la enfermedad del paciente?

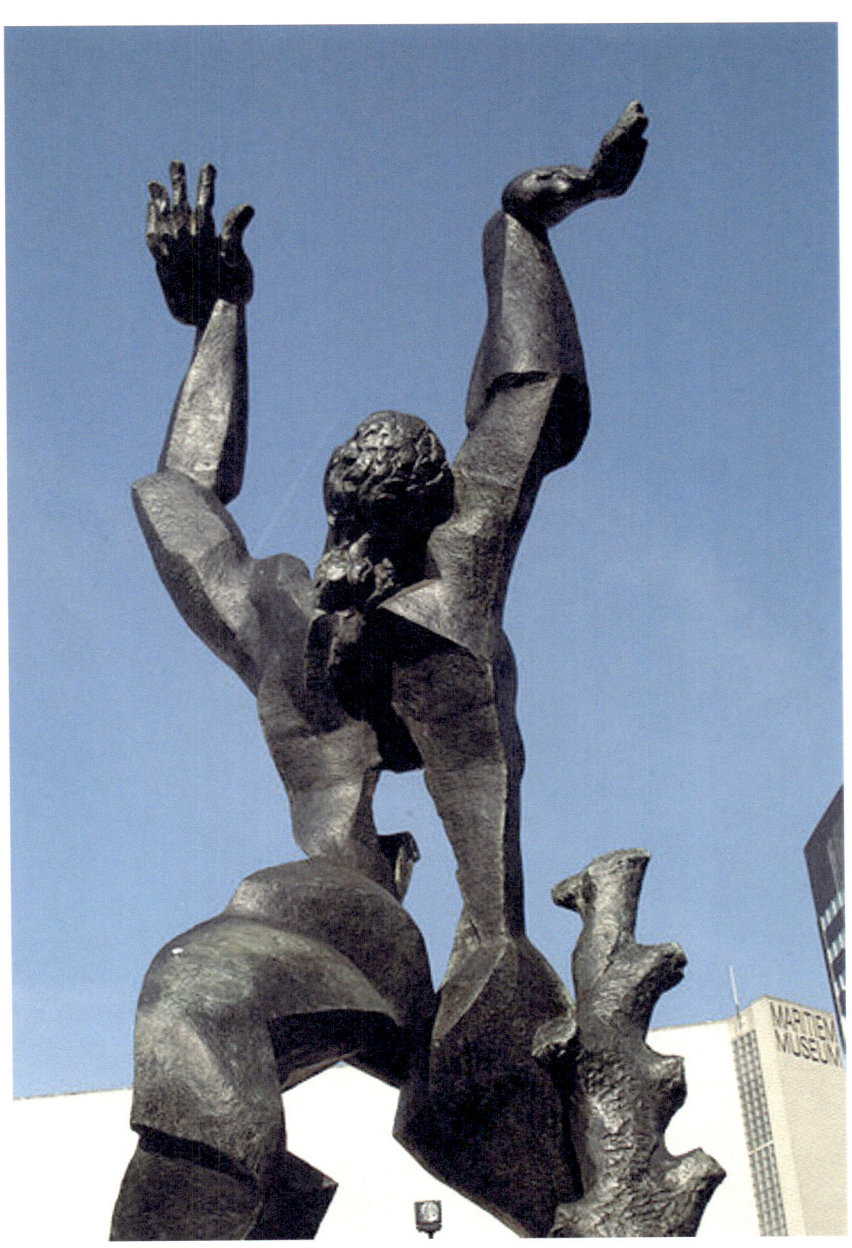

Fig. 29: Cuerpo extraído (Ossis Zadkine: Escultura "La ciudad destruida")

Tener dolor - estar en dolor

Tener dolor es agotador y nos lleva al límite de nuestra capacidad de sufrimiento: la cabeza quiere estallar y no puede; el estómago se contrae sin poder relajarse, el brazo se siente como si alguien lo estuviera serrando. El dolor se localiza, se fija y nos obliga a permanecer en el cuerpo. En el dolor se produce un movimiento de retroceso en el que se rompe la familiaridad existencial con nosotros mismos y con el mundo. Estar en dolor es ya un lenguaje corporal, un mensaje, independientemente de si queremos escucharlo, acompañarlo con empatía o distanciarnos de él.

El dolor tiene una cualidad aguda, sin que con ello se refiera a la distinción clínica entre agudo y crónico, sino agudo en el sentido de actualizarse, de imponerse en primer plano. A veces nos retorcemos, gritamos y vociferamos de dolor. Pero ¿qué es lo que gritamos? ¿Ayuda y alivio? ¿O es el dolor el que grita para expresarse y no quedarse atrapado en nuestro interior y en el movimiento de retraimiento?

La tensión que se genera en ese momento se puede describir con una frase: tenemos dolor - «estamos en dolor». En el dolor se manifiestan las diferencias constitutivas de la experiencia entre el cuerpo médico y el cuerpo vivido, entre el cuerpo que tenemos y el cuerpo que somos, entre la descorporeización que nos aleja y la encarnación dolorosa.

El dolor plantea una pregunta existencial: ¿podemos observar nuestro dolor como si fuera algo externo o estamos tan determinados por el dolor y nuestra autopercepción que este distanciamiento de nosotros mismos se ha vuelto imposible? En lo que respecta al desarrollo de un paradigma médico osteopático independiente, la pregunta es entonces: ¿cómo se relaciona el dolor del cuerpo médico con el dolor de la corporeidad experimentada?

4.5 Paradigma médico osteopático

En el paradigma médico osteopático, la capacidad de integración del cuerpo vivido desempeña una importante función mediadora. En el yo *vivido*, la corporalidad experimentada y comunicada de forma interactiva en la situación concreta del tratamiento se combina con la experiencia palpatoria de la actividad tisular. El cuerpo médico y el yo *vivido* representan la exigencia de holismo de la osteopatía en relación con la percepción y la acción. En ella confluyen aspectos clínico-mecánicos y *vividos*-espirituales. La unidad no puede darse por sentada como una coherencia dada, sino que se manifiesta en una totalidad que lleva en sí misma la fragmentación de nuestras experiencias. La totalidad como rendimiento del yo *vivido* no se puede localizar ni anatómica ni fisiológicamente. La unidad no viene dada, la totalidad se elabora en un proceso continuo. La especial comprensión del cuerpo médico y del cuerpo vivido de la osteopatía debería caracterizarse por

- la *corporeidad* comunicada (tacto),
- la presencia mental *vivida* (relación) y
- la calidad tangible de los tejidos (biomecánica).

La unidad no existe de forma inmediata, sino que debe transmitirse y trabajarse.

4.6 La totalidad como logro del yo corporal

El *cuerpo vivido* remite a la relación ineludible con uno mismo y con la experiencia de toda práctica, ya sea en la percepción y la comunicación de estados de ánimo o en la interrelación entre la acción y la percepción en la situación terapéutica. En este contexto, es mejor hablar de la totalidad fracturada de la experiencia *corporal* que partir de la unidad indivisible del cuerpo como contexto de la percepción y la acción.

Fragmentación y mediación en la relación del ser humano consigo mismo

Plessner destacó el desarrollo de la frontera como un logro de la evolución, pero también habría sido el primero en señalar que la fragmentación forma parte de la relación del ser humano consigo mismo, es decir, que es típica de nuestra naturaleza humana.

La simultaneidad de ser *cuerpo vivido* y tener cuerpo médico describe nuestra *conditio humana*. En nuestra *posicionalidad excéntrica*, experimentamos la frontera no como algo denso, sino como algo entrelazado y que necesita mediación. En el entrelazamiento típicamente humano de tener cuerpo y ser *cuerpo*, no nos cerramos hacia dentro, sino que nos comunicamos con el entorno. La mediación es necesaria y posible, la identificación, en cambio, no. En la simultaneidad de ser *cuerpo* y tener cuerpo, somos inmediatos y mediados. En esta necesidad de mediación, la comprensión y la conexión son posibles, pero no como identificación inmediata, sino como fenómeno de reconocimiento y resonancia.

> *Comprender no es identificarse con el otro, con lo que desaparece la distancia con él, sino en familiarizarse en la distancia, lo que permite ver al otro como otro y extraño al mismo tiempo. (Plessner 1979, p. 179).*

Ya habíamos abordado esta relación de mediación no identificatoria con el otro en la reflexión sobre la relación terapéutica. Allí se trataba de la tolerancia a la ambivalencia y la mediación lingüística, así como de la disposición a reconocer la asimetría estructural en la relación terapéutica.

5

CARACTERES, FAMILIAS Y SISTEMAS ORGÁNICOS

En este capítulo y en el siguiente queremos mostrar cómo se manifiesta el tesoro de la osteopatía tomando como ejemplo los órganos internos y sus tejidos. Los órganos y sus tejidos se desarrollan osteopáticamente desde cero y en el contexto orgánico de los tres brillantes: el tacto, la relación y la biomecánica. Por lo tanto, en las siguientes descripciones deben reconocerse repetidamente las cualidades táctiles, el carácter relacional y las particularidades biomecánicas de los respectivos órganos y sus tejidos.

Para organizar mejor la diversidad de las formas de vida biológicas, utilizamos sistemas de clasificación y hablamos de tipos y especies. Así, distinguimos a los animales según cómo se reproducen y alimentan a sus crías. Comparamos su forma y los clasificamos según el entorno en el que se mueven y con el que se comunican. De este modo, obtenemos una primera visión general y podemos establecer, por ejemplo, los «mamíferos» como una categoría importante. También puede ser útil la clasificación en animales que habitan en el mar y animales que se mueven en tierra o en el aire. Y si obtenemos una idea de cómo los seres vivos obtienen energía y utilizan el oxígeno de diferentes maneras, también podemos crear categorías significativas. El mundo biológico es diverso y los sistemas de clasificación ayudan a orientarse, pero no hacen justicia a los seres vivos individuales.

También sería bueno saber a qué familia pertenecen los órganos internos. Aquí también distinguimos los órganos según cómo se comunican y con qué entorno interactúan. Órganos como los pulmones y el tracto gastrointestinal están en constante comunicación con los elementos del mundo exterior: el aire y los alimentos. Por el contrario, órganos como el corazón o el hígado solo están en contacto con el elemento interno de la sangre. Esto explica una de las primeras clasificaciones básicas en familias de órganos:

- la familia de los órganos huecos y todos sus descendientes,
- la familia de los órganos sanguíneos y vasculares y todos sus parientes.

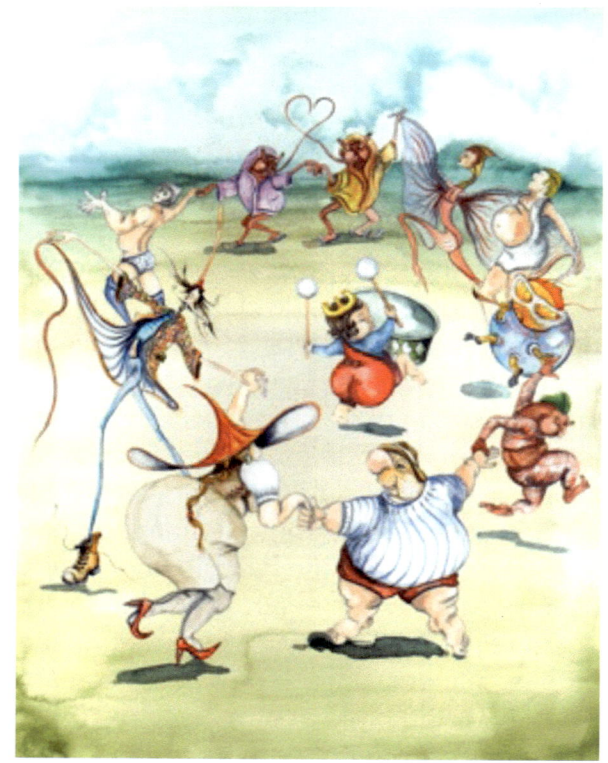

Fig. 30: Familia de órganos

Al igual que en las familias humanas, la familia de origen no lo dice todo sobre un miembro, pero en el bullicio de los órganos es importante a qué gran clan o sistema pertenece un órgano. En el caso de los órganos se aplica la frase: «De tal palo, tal astilla». Dado que los órganos no pueden cambiar ni su nombre ni su ubicación, la pertenencia a una determinada familia de órganos determina el destino de un órgano. Un órgano hueco como el estómago seguirá siendo un órgano hueco durante toda su vida y nunca debe llenarse de sangre. Por el contrario, en un órgano sanguíneo como el corazón no habrá cavidades. En el mundo biológico de los órganos no hay cambios de sexo ni trastornos de personalidad. Un órgano sanguíneo nunca se considerará ni se hará pasar por un órgano hueco.

Además de clasificar los órganos en sistemas familiares, queremos prestar atención a las preferencias e aversiones personales e individuales de cada órgano. El estómago y el intestino delgado pertenecen al gran clan de los órganos huecos y, dentro de este, a la familia de los órganos del tracto digestivo. Sin embargo, hay caracteres muy diferentes. El estómago es muy sociable y tolerante. Acepta todo con paciencia y flexibilidad, y lo mezcla; en él, todos pueden ser como son. Convierte todos los diferentes hábitos alimenticios y de bebida en una papilla fina. Por el contrario, el intestino delgado solo acepta pequeñas porciones y clasifica con precisión lo que quiere absorber o lo que prefiere dejar pasar. Incluso dentro de una misma familia se desarrollan diferencias de carácter muy marcadas. Esto debe tenerse en cuenta en el tratamiento manual, ya que los órganos son personalidades sensibles como nosotros mismos. Por lo general, reaccionamos con sensibilidad cuando alguien nos dice: «Eres igual que tu hermano o tu madre». Cuando acudimos al médico o al terapeuta, queremos que nos traten de forma individual y no queremos recibir una terapia solo porque le ha funcionado al vecino.

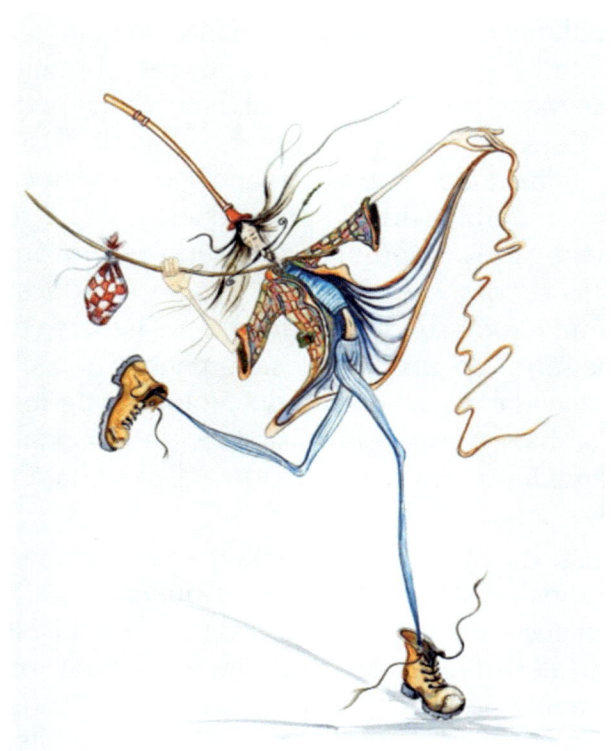

Fig. 31: Típico órgano hueco: intestino delgado

5.1 Familia de origen: órganos huecos

Los órganos huecos se denominan vísceras para diferenciarlos de otros órganos. Todos los órganos viscerales se originan a partir de un tubo intestinal inicial. Dado que en la fase temprana de la embriogénesis solo hay un tubo largo, los embriólogos hablan de tubo intestinal primitivo. De este tubo intestinal primitivo se desarrollan todos los órganos huecos: el sistema digestivo desde la boca hasta el ano, los pulmones, la vejiga y el útero. Dado que todos estos órganos se desarrollan a partir de una familia de origen común, el tubo intestinal primitivo, presentan similitudes fundamentales. Incluso las excrecencias y ramificaciones del tubo intestinal (las vías biliares y urinarias, la trompa auditiva) se identifican claramente como derivados del tubo intestinal primitivo.

Las características distintivas de los órganos huecos son:

- una capa muscular externa que estabiliza la forma del órgano y le permite moverse por sí mismo (motilidad),
- la mucosa interna como superficie de contacto con lo que llena el órgano,
- un espacio formado por una pared y los componentes internos, y de ahí la biodinámica típica del contenido y la pared
- el llenado y vaciado rítmico de la cavidad,
- la tendencia a la formación de mucosidad y a trastornos de la motilidad, cólicos y trastornos del vaciado.

Estas propiedades fundamentales de todos los órganos huecos también los diferencian de otras familias de origen. La particularidad de la mucosa es que produce moco (secreción) y lo libera en la cavidad. En los vasos y órganos sanguíneos, las cavidades y la capa específica de la mucosa son potencialmente mortales.

La capa interna de algunos vasos también libera sustancias a la sangre, pero tenemos buenas razones para no denominar mucosa a esta capa interna de los vasos. Por lo tanto, tiene sentido distinguir las sustancias y los líquidos que llenan los órganos huecos del contenido de los vasos y los órganos sanguíneos. El primer líquido que cabe mencionar aquí es la mucosidad de la mucosa, con sus importantes componentes para la digestión. Los órganos huecos del tracto digestivo también están llenos de alimentos y aire. La presencia de aire es menos apreciada en el intestino, mientras que en los pulmones puede llenarlos por completo. Normalmente, las vías urinarias y la vejiga se llenan solo de orina, y las vías biliares y la vesícula biliar, solo de bilis. La ventilación necesaria de la trompa auditiva se realiza mediante una actividad rítmica y el intercambio de aire con la cavidad bucal. Si en esta pequeña cavidad predomina la mucosidad y falta una ventilación rítmica, es más fácil que se produzca una otitis media.

La familia de los órganos huecos también presenta síntomas típicos. Como regla general, podemos decir que donde hay cólicos, es probable que haya músculos lisos y membranas mucosas. La capa muscular de los órganos huecos tiende a sufrir trastornos de la motilidad, lo que denominamos cólicos, diarrea o estreñimiento. Así se producen los cólicos en las vías biliares y urinarias o en el propio intestino. Los cambios en la calidad de la mucosidad tienen consecuencias tanto en los pulmones como en el intestino.

El útero es un órgano hueco especial, ya que la mucosa está sujeta a una regulación hormonal. Durante largas fases de su biografía, el útero solo está lleno de su propia mucosidad y un poco de aire. En los periodos fértiles de la vida de una mujer, se produce regularmente un pequeño «llenado» del útero por uno o varios óvulos del ovario. Estos óvulos llegan a su vez al útero a través de las trompas de Falopio, también órganos huecos. Allí, la mucosa reacciona al llenado y, si el óvulo ha sido fecundado, puede producirse el «gran llenado», es decir, el embarazo. Ningún otro órgano hueco puede expandirse de tal manera y dar cabida a otro ser vivo como el útero.

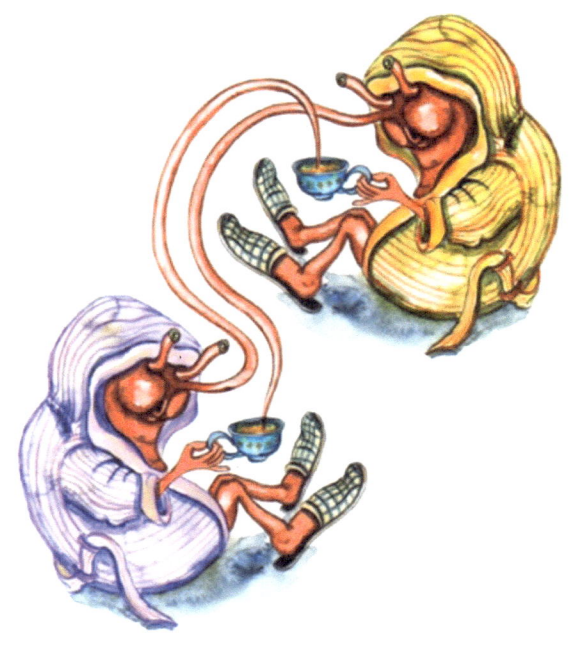

Fig. 32: Típico órgano de sangre: riñones

5.2 Familia de origen: órganos sanguíneos

Los órganos sanguíneos no se originan, como los órganos huecos, a partir de un tubo orgánico común. Con cierta tolerancia a la imprecisión, se podría decir que los vasos y los órganos sanguíneos se originan a partir de la propia sangre. Esta afirmación es válida en la medida en que, al comienzo del desarrollo embrionario, lo primero que se encuentra son células y lagos sanguíneos. Los vasos se forman más tarde y, en su mayoría, a partir de células del tejido conectivo que flotan en la sangre. Así, podríamos decir que primero fue la sangre y luego se formaron los vasos y los órganos alrededor de la sangre con la participación de esta. Así, por ejemplo, el hígado se formó a partir de una gran laguna llena de sangre. El hígado es una esponja sanguínea que da forma a la laguna de sangre inicial. Una vez que se han formado los vasos, estos pueden brotar y ramificarse. Entonces se forman vasos a partir de vasos, un mecanismo que permanece activo durante toda la vida y que interviene en la formación de nuevos vasos, por ejemplo, para las células grasas recién acumuladas.

A la familia de los órganos sanguíneos también podemos añadir el corazón, el bazo y los dos riñones. Son órganos del sistema sanguíneo y se encargan de percibir y procesar la sustancia de la sangre de diferentes maneras. Dado que los órganos sanguíneos perciben una actividad y una calidad internas (la sangre), también se pueden denominar órganos sensoriales propioceptivos y enteroceptivos. Esto los diferencia de la exterocepción en la mucosa de los órganos huecos.

El corazón mueve la sangre y solo modifica mínimamente su composición química (adición de una hormona). Por el contrario, el hígado, el bazo y los riñones procesan la composición química de la sangre de múltiples maneras. La particularidad del bazo es que atrapa mecánicamente los glóbulos rojos y los separa mediante este test. El bazo y el hígado están unidos como hermanos de manera especial, ya que su arquitectura interna se asemeja a una esponja. Dado que ambos se encuentran en la parte superior del abdomen, a derecha e izquierda del estómago, también los denominamos «esponjas hermanas sanguíneas». El hígado es la hermana venosa, mientras que el bazo es su hermana arterial.

La clasificación en venoso y arterial es una subcategoría importante dentro de la familia de los órganos sanguíneos. Los órganos y vasos venosos se caracterizan por una gran cantidad de sangre y una presión arterial baja. El hígado es el ejemplo paradigmático de un órgano venoso. El sistema venoso es el denominado sistema de capacidad, ya que en él se encuentra la mayor parte de la sangre. Tiene la capacidad de absorber grandes cantidades a baja presión y moverlas de forma lenta y rítmica. En este sentido, también está claramente diferenciado de los vasos y órganos arteriales.

Algunas partes del sistema arterial producen el efecto mecánico contrario al de la esponja que se expande. Los músculos de las arteriolas pueden estrechar los vasos y, por lo tanto, aumentar la presión en la sangre. Así se denominan las dos cualidades mecánicas del sistema arterial: alta presión con poca cantidad. El bazo y los dos riñones son ejemplos paradigmáticos de las cualidades del sistema arterial.

En el punto donde se unen los sistemas venoso y arterial, encontramos una forma de organización especial: la extensa red de capilares. Aquí tiene lugar el intercambio de gases y sustancias. Para el tratamiento manual del tejido orgánico, la zona capilar es el parámetro objetivo real, ya que aquí nos acercamos bastante a los procesos metabólicos. Estaríamos aún más cerca si pudiéramos influir en el espacio intercelular del tejido conjuntivo o incluso en las células. Pero no es seguro que nuestras fuerzas mecánicas puedan actuar allí.

En los pulmones, los vasos sanguíneos y la cavidad de los órganos huecos se encuentran muy cerca unos de otros. Esta proximidad es tan íntima que en los alvéolos el oxígeno de los espacios pulmonares puede pasar fácilmente a los vasos. También en el intestino delgado se produce un intercambio sorprendentemente intenso entre la cavidad y los vasos sanguíneos, aunque en este caso ambos están separados por una capa mucosa gruesa y muy controladora.

5.3 El carácter de los órganos

Después de haber prestado suficiente atención a la clasificación de los órganos en sistemas familiares, podemos ahora ocuparnos de cada órgano en particular y de sus preferencias y aversiones personales e individuales. Solo cuando todos los miembros de la familia de órganos están bien y pueden estar bien, es posible una vida en alegría compartida. De lo contrario, la miseria y la discordia, la enfermedad y la envidia dominan la vida interior y exterior. Por lo tanto, vale la pena reconocer a los órganos como compañeros entrañables y, a veces, como personalidades extrañas y peculiares. En la vida y en el amor, es aconsejable conocer a la otra persona. Algunos órganos son simpáticos e interesantes, otros extraños y repulsivos. Sin embargo, el secreto de una vida orgánica feliz es mantener un mínimo de trato amistoso y respetuoso con las necesidades y las dificultades de los demás.

Cada órgano tiene un egoísmo sano y un instinto de supervivencia. Si llenamos nuestro estómago con todo lo que nos permite el mundo del consumo, es muy posible que se rebele y lo devuelva todo. Si sobrecargamos nuestros pulmones más allá de sus posibilidades, se hacen notar con tos y interrupciones de la voz. Comprender las capacidades y los límites de los órganos nos hace la vida más fácil y menos dolorosa.

Nuestros órganos son únicos, individuales e incomparables. Así es como quieren ser tratados. Constantemente se comparan entre sí, pero siempre para mostrar lo diferentes que son. Al igual que nosotros queremos ser amados como seres únicos, los órganos también quieren ser amados en su singularidad. Los órganos no se pueden meter en el mismo saco. El intestino delgado y el riñón quieren ser reconocidos como personalidades independientes. Incluso si comparamos el intestino delgado con su hermano, el intestino grueso, debemos señalar inmediatamente sus diferencias. Al intestino grueso le gusta mantenerse dentro de los límites, mientras que el intestino delgado es aventurero y le gusta pasarse de la raya. Es difícil imaginar lo que pasaría si al envolver los regalos de cumpleaños se confundieran los del riñón y los del intestino delgado. Quien le regale al intestino delgado un billete sorpresa a Tailandia, puede que haya dado en el clavo. Sin embargo, a los riñones, a los que les gusta quedarse en casa en el sofá mirando libros ilustrados de países lejanos, un regalo así les causaría un gran apuro.

En la familia de los órganos, las tareas están repartidas. Al igual que los padres y los hijos, los abuelos y los padrinos cumplen diferentes tareas en una familia según sus necesidades, capacidades y posición en la sucesión generacional, los órganos intestinales cumplen una función diferente a la de los órganos sanguíneos. El corazón puede hacer mucho por la familia, pero, por mucho que lo intente, no puede asumir las tareas de la digestión. Si un órgano entra en conflicto con otras funciones, se ve sobrecargado con las tareas de los demás y ya no puede cumplir tan bien sus funciones reales. Es bueno saber qué le gusta y qué no le gusta a un órgano, qué puede hacer y qué es lo que le sobrecarga.

El conocimiento de las diferentes capacidades de los órganos se reflejará en el diagnóstico y el tratamiento de un órgano. La necesidad de tratamiento de un órgano, la forma de tratarlo y el papel que desempeña en el proceso de recuperación deben determinarse en función del carácter del órgano. Los órganos perciben de forma diferente y tienen diferentes posibilidades de actuación. Se trata de reconocer las capacidades específicas de cada órgano y adaptar el tratamiento en consecuencia.

Hablar del carácter de los órganos supone que el intestino delgado y el hígado tienen cualidades palpables diferentes; que podemos sentir fácilmente el cambio volumétrico del hígado, pero que percibimos mejor el movimiento intrínseco de la motilidad en el intestino delgado. Las cualidades palpables se ponderan de forma diferente según el órgano. Dado que un riñón sano solo cambia su volumen y su posición de forma imperceptible, no examinaremos estas cualidades mecánicas en primer lugar. Por el contrario, un riñón muy móvil o inflamado es motivo de preocupación. El examen manual y el tratamiento del órgano - la actividad volumétrica, la deformabilidad y la estabilidad, la tensión de la pared o el comportamiento de movimiento - solo es posible e interpretable si conocemos el carácter del órgano.

5.4 Tres pilares, tres sistemas de órganos medios

Una vez que hemos clasificado las características de los órganos en los grandes sistemas del clan y la familia, podemos obtener nuevos conocimientos comparando los órganos con otros grandes sistemas. Por lo tanto, nos preguntaremos cómo se comportan los órganos huecos y sanguíneos en comparación con el sistema nervioso y la columna vertebral. Para ello, damos un paso atrás y observamos la forma humana desde una gran distancia, de modo que un ser humano solo aparece como un hombrecito o una mujercita de palitos. Un trazo algo más ancho en el centro marca el torso, con un cuello delgado y la cabeza encima. Luego están los miembros pares de los brazos y las manos, así como las piernas y los pies. Una sonrisa en la cara, las orejas y un poco de pelo, y ya está...

El hombrecito de trazos muestra la forma básica del ser humano. Estamos construidos de tal manera que en nuestro interior se unen órganos centrales impares con órganos periféricos pares. La columna vertebral, situada en el centro, conecta los dos brazos y las dos piernas. El sistema nervioso central integra los dos lados del cuerpo a través de los nervios periféricos. El tracto digestivo, a pesar de todas sus curvas hacia la derecha y hacia la izquierda, sigue siendo un órgano de la línea media. Los órganos que, como las extremidades, están dispuestos en pares, los trataremos en su relación especial con el aparato locomotor.

La fase temprana del crecimiento embriológico muestra una sorprendente afinidad por la tripartición del centro: En primer lugar, está la disposición de las tres capas de tejido en un disco, a la que sigue rápidamente la división tisular en tres partes y la formación de tres columnas o tubos situados en el centro. A partir de las tres capas superpuestas iniciales se forma el tubo intestinal primitivo, el tubo neural y la columna vertebral que rodea al tubo neural. Los tres órganos centrales son sistemas craneosacrales, ya que se desarrollan desde la cabeza hasta la pelvis. Los tres están situados inicialmente en el centro y no son pares. Aquí terminan las similitudes y comienzan las diferencias interesantes. Solo el tubo intestinal está formado por las tres capas de tejido. Los otros dos sistemas orgánicos carecen, afortunadamente, de mucosa.

El tubo intestinal y el tubo neural no están divididos en segmentos, sino que se desarrollan de forma continua de arriba abajo. Aunque existen representaciones de segmentos neurológicos de la médula espinal, la organización en rodajas de salami no es una estructura interna del sistema nervioso. Solo el sistema somático - que se origina a partir de los somitos (segmentos del mesodermo) segmentados y dispuestos a ambos lados - permite reconocer la estratificación del cuerpo. Esta denominada estructura segmentada coloca el sistema somático como una rejilla sobre el sistema nervioso. Cuando hablamos del diagnóstico y el tratamiento de las vísceras, siempre debemos tener en mente la imagen de un tubo continuo, no dividido en segmentos. Aunque dividamos el tracto digestivo en diferentes secciones orgánicas, la realidad fisiológica de un sistema orgánico mecánica y eléctricamente continuo - que se extiende desde la boca hasta el ano - sigue siendo fundamental. Las interconexiones segmentarias reflejas no corresponden a la realidad interna de los órganos, sino más bien a la forma en que están conectados con otros sistemas.

Los tres pilares centrales se desarrollan hasta convertirse en los sistemas orgánicos portantes e integradores del centro vertical:

- la columna vertebral, desde la cabeza hasta el sacro,
- el sistema nervioso central y la médula espinal, situados en su interior,
- el pilar visceral del tracto digestivo, situado delante de la columna vertebral, desde la boca hasta el recto.

Los tres órganos centrales sustentan los procesos de desarrollo sensoriomotor de los primeros años de vida y actúan conjuntamente en la estática y la dinámica.

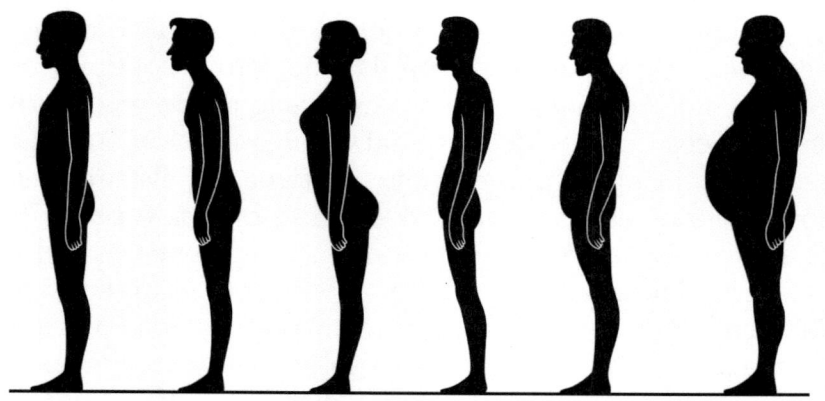

Fig. 33: Erguimiento y pilares de apoyo

5.5 Áreas de función de los órganos internos

Ahora podemos describir y diferenciar las áreas de función de los órganos. Ya hemos hecho implícitamente una distinción importante para la terapia manual. Distinguimos entre funciones que podemos sentir y funciones que, aunque son muy importantes para el órgano, no son palpables. Así, podemos describir la enorme cantidad de procesos de transformación fisiológica que tienen lugar en el hígado, pero tenemos pocos motivos para suponer que los aspectos químicos de esta transformación de sustancias sean perceptibles manualmente en detalle. Algo similar podría decirse de los intensos procesos que tienen lugar en la mucosa del intestino delgado. Aunque la expresión global de la actividad del tejido del intestino delgado se percibe bien, la gran variedad de procesos de liberación, absorción y transformación que tienen lugar en la mucosa no es accesible ni siquiera para las manos sensibles de los osteópatas.

Por lo tanto, distinguimos entre las actividades fisiológicas y sustanciales y las actividades tisulares del órgano; estas últimas son la expresión perceptible de la actividad global del órgano. El órgano nunca haría esta distinción y la rechazaría como una división innecesaria. Para hacer justicia al ámbito de percepción de la terapia manual y al órgano, utilizamos la distinción entre actividad fisiológica y sustancial y actividad tisular. De este modo, podemos atribuir las áreas de responsabilidad de un órgano a los aspectos materiales y tisulares:

- Trabajo sobre la materia (aspecto material): absorción, distribución, metabolismo, producción, excreción, transporte, defensa, tolerancia.
- Trabajo del tejido (aspecto tisular): expansión, contracción, presión, tensión, deformación, estabilización, dinamización, hinchazón.

Actividad orgánica en estática y dinámica

La contribución especial de la osteopatía consiste en que se tiene en cuenta el aspecto tisular de la actividad orgánica en la estática y la dinámica del aparato locomotor. Los órganos internos apoyan e inician - mediante su propia fuerza estática y dinámica - los procesos sensomotores del erguimiento. Este aspecto de la actividad tisular de los órganos lo tendremos en cuenta en el diagnóstico y el tratamiento. Esto aplica tanto al papel de los órganos internos como «almohadillas de apoyo» para posiciones iniciales importantes en el desarrollo del lactante, como a las fuerzas de soporte y la que apoya la estática de los órganos del adulto.

No podemos dejar de destacar el factor estabilizador de la actividad de los órganos. Este aspecto nos recuerda que todos los tejidos deben demostrar su capacidad en el campo de la gravedad. No solo el aparato locomotor, sino también el sistema vascular y el tracto gastrointestinal, e incluso el sistema craneosacral, no solo cumplen su función en posición supina o durante el sueño. También deben poder cumplir su función estando de pie y caminando. Aunque a menudo tratamos a nuestros pacientes en posición supina o prona, no debemos olvidar que los sistemas que tratamos solo pueden demostrar su capacidad cuando se enfrentan al campo gravitatorio. Por lo tanto, sería conveniente comprobar el éxito del tratamiento en posición sentada o de pie.

6

TEJIDOS Y CARACTERÍSTICAS DE LOS TEJIDOS DE LOS ÓRGANOS INTERNOS

Ahora que ya nos hemos adentrado en la lógica tisular y clínica de las actividades de los órganos, parece el momento adecuado para caracterizar los distintos tejidos que los componen. De este modo, a partir del análisis de las propiedades de los tejidos, se puede comprender el carácter de los órganos. De forma similar a los órganos, nos preguntamos ahora, sumergiéndonos en el órgano, por así decirlo, qué carácter tienen los distintos tejidos. Las preguntas siguientes vuelven a ser determinantes: ¿Qué pueden hacer los tejidos? ¿Cómo se expresan? ¿Con qué se nutren y se renuevan?

Para comprender mejor los distintos tejidos y ganarlos como aliados para el trabajo manual, debemos conocer al menos los tres aspectos siguientes:

— sus formas de expresión mecánica,
— su crecimiento, nutrición y renovación, y
— su control regulador y su integración.

Al igual que en el capítulo anterior, se trata de las preguntas: ¿Cómo es posible experimentar los tejidos y qué experiencia es específica de la palpación táctil? Estas preguntas sobre la posibilidad de la experiencia nos mantendrán cerca de la realidad.

6.1 Carácter de los tejidos

Ahora queremos abordar la cuestión de las cualidades perceptibles con respecto a la actividad de los distintos tejidos. Para ello, debemos obtener una imagen clara de los tejidos orgánicos, sus propiedades y capacidades y, en particular, sus formas de expresión mecánica. Los tejidos de los órganos huecos y los órganos sanguíneos son: músculos, mucosa, nervios, vasos, tejido conjuntivo (en la pared vascular, alrededor de los vasos y nervios, en las membranas serosas y fascias). Los diferentes tipos de tejidos tienen capacidades especiales y, a veces, requisitos energéticos muy diferentes. Una y otra vez surge la pregunta clínica decisiva: ¿cómo se puede sentir e interpretar clínicamente la calidad y la actividad propias de cada tejido?

Para determinar el carácter de los tejidos, describiremos los aspectos biológicos más importantes de los mismos, de forma similar a como se hace con los órganos. Entre ellos se encuentran, sobre todo, las formas de expresión mecánicas:

- un músculo puede contraerse,
- la mucosa puede hincharse,
- las fascias reaccionan a la tracción,
- algunas células nerviosas del sistema nervioso entérico (propio del intestino) son mecanosensibles, mientras que la mayoría de las células nerviosas solo reaccionan a estímulos eléctricos y neurotransmisores.

Además de las formas de expresión mecánicas, nos ocuparemos de la forma en que los diferentes tejidos se nutren y renuevan. Así, la mucosa intestinal se renueva con mucha frecuencia, mientras que los músculos y los nervios, a pesar de su neuroplasticidad, lo hacen de forma relativamente lenta y poco frecuente. Además de la nutrición y la renovación, los tejidos también se caracterizan por mecanismos de control regulador muy diferentes. Así, las hormonas tienen una fuerte influencia en la mucosa del útero, pero apenas en la de la vejiga. El sistema simpático y el parasimpático están muy ocupados en el corazón, modulando la adaptación de este a las exigencias físicas, pero son relativamente insignificantes para la actividad de las células hepáticas. Además, tanto la integración mecánica como la neurohormonal deben considerarse en función del tejido y el órgano.

Los órganos internos contienen una gran variedad de tejidos que también se encuentran en otros sistemas. Así, encontramos músculos, nervios, grasa, tejido conjuntivo y también tejido epitelial. Estos tipos de tejidos muestran capacidades y actividades similares en el ámbito orgánico, pero algunos se esfuerzan especialmente y crean en el órgano algo que de otro modo no podrían hacer. Por ejemplo, los músculos cardíacos producen su propio ritmo, algo que no pueden hacer las células musculares del aparato locomotor. Además, en la zona de los órganos huecos hay una capa especial y única en el cuerpo, la mucosa. Solo en el tracto gastrointestinal entran en juego las tres capas embrionarias. El mesodermo forma los músculos, el ectodermo las células nerviosas y el endodermo la mucosa del tubo intestinal.

Dado que aquí siempre estamos tratando con espacios organizados tridimensionalmente y su actividad volumétrica, el llenado de estos espacios desempeña un papel especial. Por lo tanto, debemos abordar tanto la calidad química como la mecánica de los líquidos y los componentes y asignarlos a los tejidos u órganos. La vejiga se llena de orina, que tiene una calidad química y mecánica diferente a la de la sangre del hígado. El volumen y la calidad mecánica de la sangre en la esponja venosa del hígado deben diferenciarse de la sangre en la esponja arterial del bazo. El estómago reacciona a la cantidad de comida, mientras que el intestino delgado es sensible a la calidad química de los alimentos. En el modelo biomecánico de los órganos huecos, la interacción entre el contenido y la pared desempeña un papel fundamental. Esta interacción debe considerarse para cada órgano. Cabe señalar aquí un posible malentendido. En la mayoría de los casos, cuando un órgano está sano, es imposible palpar capas de tejido individuales, es decir, aisladas de las demás capas. Por lo tanto, el objetivo de este capítulo no es aislar los tejidos individuales hasta tal punto que se pueda tener la impresión de que se perciben como tejidos individuales durante la palpación. Un tubo intestinal, por ejemplo, en estado sano es siempre una combinación de fuerzas expansivas y concéntricas. La capa externa de la pared muscular puede contraerse, mientras que la capa interna de la mucosa y el contenido de la luz pueden expandirse. Al palpar, siempre sentimos el equilibrio o la suma de estas dos fuerzas. A veces, incluso en estados funcionales, una de las fuerzas predomina brevemente. Entonces, un tubo intestinal se presenta como predominantemente concéntrico o expansivo. Pero incluso este predominio percibido es el compromiso entre dos fuerzas. Solo en estados patológicos las capas individuales de tejido son incapaces de negociar estos compromisos reguladores. Entonces, puede ocurrir que una sola fuerza predomine de forma permanente. Así, un hígado cirrótico ya no puede expandirse o un alveolo pulmonar distendido ya no puede desarrollar su fuerza de retorno. Estos estados se clasifican como rigidez reguladora temporal o como rigidez patológica permanente de la competencia tisular. Por lo tanto, se diferencian de los estados fisiológicos y de las transiciones en el equilibrio de las diferentes fuerzas tisulares.

Por lo tanto, en fisiología sana solo percibimos la expresión global como un compromiso situacional de las diferentes actividades tisulares. El objetivo de desglosar los distintos tejidos en este capítulo es, por un lado, familiarizarse con las fuerzas que intervienen en este compromiso y, por otro, conocer el carácter de los tejidos en caso de que el compromiso se incline siempre en la misma dirección. Así, por ejemplo, podemos distinguir entre un estómago distendido y un estómago contraído y considerar cómo se produce esta diferencia en las capas de tejido implicadas.

6.2 Necesidad de energía

Los estados de actividad reposo y esfuerzo, descritos en fisiología, requieren diferentes niveles de energía. Por lo tanto, desde el punto de vista osteopático, es especialmente interesante y relevante poder evaluar cómo un órgano cubre sus necesidades energéticas. Responder a esta pregunta requiere una amplia incursión en la bioquímica de la nutrición y la renovación de las células y los tejidos. Esto excedería el alcance de esta presentación. Por lo tanto, utilizaremos el ejemplo de la obtención de energía a partir de diferentes sustancias para mostrar la importancia de evaluar la actividad tisular. A continuación, haremos lo mismo con los demás procesos metabólicos de los tejidos.

Los órganos y los tejidos cambian a veces su base energética, es decir, la materia prima a partir de la cual producen el ATP necesario, cuando se someten a esfuerzo (estrés) o incluso a sobreesfuerzo (estrés extremo). La siguiente tabla muestra que algunos órganos pueden activar nuevas fuentes de energía cuando se someten a esfuerzo, mientras que otros solo pueden recurrir a una cuando están en reposo y en esfuerzo. Así, los glóbulos rojos (GR), al carecer de mitocondrias, solo pueden satisfacer sus necesidades energéticas en reposo y bajo esfuerzo mediante la glucosa, por lo que dependen especialmente de un suministro suficiente de azúcar. Esto los hace, sin duda especialmente vulnerables a un déficit prolongado (más de 48 horas) de glucosa.

La ventaja de la glucosa como fuente de energía es su solubilidad en agua. Esto hace que sea fácil de transportar y rápidamente disponible. Dado que la glucosa no solo se quema en la mitocondria, sino también en el citosol de la célula, los glóbulos rojos, que carecen de núcleo celular, también pueden alimentarse de ella. La grasa tiene un mayor valor calorífico. Sin embargo, al no ser soluble en agua, no se puede transportar y suministrar con la misma facilidad.

CÓMO PRODUCEN ENERGÍA LOS ÓRGANOS Y LOS TEJIDOS			
Estado de actividad	**Reposo**	**Esfuerzo/ estrés**	**Estrés extremo**
Cerebro	Glucosa	Glucosa	Cetonas
Corazón	Ácidos grasos/ Cetonas	Glucosa	Glucosa
Músculos	Glucosa	Ácidos grasos	Ácidos grasos
Glóbulos rojos	Glucosa	Glucosa	Glucosa

6.3 La singular: la característica distintiva de la mucosa

La mucosa es muy versátil. Puede expandirse y contraerse, plegarse y desplegarse, hincharse o contraerse de forma inflamatoria. Puede comunicarse con el entorno, regenerarse con una rapidez increíble, cicatrizar en caso de lesiones y, en el peor de los casos, disolverse por erosión. La mucosa, como ningún otro tejido, representa tanto las barreras como los procesos de intercambio entre el exterior y el interior.

La mucosa es un punto de contacto y de interconexión. Para utilizar un término tecnológico moderno: es una «interfaz». Aquí se encuentran el mundo exterior y el mundo interior. Aquí tienen lugar la mediación, la traducción, el tránsito, la transformación, la absorción, la liberación, la formación de límites, la resistencia y la defensa. La mucosa del intestino delgado es la primera estación en las metamorfosis transformadoras y la transubstanciación del proceso metabólico. Casi todos los nutrientes se absorben a través de la mucosa del intestino delgado. Algunas sustancias son absorbidas por el intestino grueso y los pulmones solo están abiertos para la absorción de oxígeno. Estas sorprendentes competencias de la mucosa desempeñan un papel fundamental en el proceso terapéutico, en el proceso mecánico de la digestión y en el proceso vital de curación. La terapia manual y la osteopatía visceral tratan la mucosa en todos sus aspectos con el máximo respeto. Este respeto por la mucosa es beneficioso para los órganos recubiertos por ella. Así, los fisiólogos intestinales describen el intestino delgado como un órgano especial de percepción, como un «órgano sensorial». La importancia de la mucosa en la osteopatía visceral radica en que esta capa convierte a los órganos en órganos de contacto, sensoriales e inmunitarios.

Órgano sensorial

Los encuentros perceptivos entre el exterior y el interior entran en la categoría de «órganos sensoriales». Aunque no se trata de un órgano sensorial clásico como el ojo o el oído, la asombrosa capacidad de percepción y sensibilidad de la mucosa justifica el título de órgano sensorial. Por lo general, los órganos sensoriales responden a los estímulos del entorno y los traducen en información electroquímica. Sin embargo, la particularidad de la mucosa es que no solo «traduce» los estímulos hacia el interior, sino que también permite el paso de sustancias. Por lo tanto, representa la capacidad de comunicarse a través del intercambio de sustancias. Esta forma de comunicación debe distinguirse de las formas de comunicación simbólicas.

Estructura común de los órganos huecos (vísceras)

Los órganos del tubo intestinal original tienen una estructura similar. La estructura de la pared sigue el mismo principio y varía según la región. La pared está formada por una capa muscular externa y una mucosa interna. A esto se añaden la red nerviosa y los diferentes vasos y el tejido conjuntivo necesario para conectar y separar las diferentes partes. Por lo tanto, las vísceras son órganos huecos musculares recubiertos en su interior por una mucosa más o menos gruesa. En el intestino grueso, la capa mucosa es relativamente delgada, mientras que en los pulmones su grosor varía a lo largo de las vías respiratorias. Al principio de los bronquios hay una cantidad relativamente grande de mucosa y, cuanto más nos acercamos a los alvéolos, más delgada se vuelve. En los alvéolos propiamente dichos no debería haber mucosa. Por el contrario, el intestino delgado está compuesto en un 90 % por mucosa, por lo que es imposible imaginarlo sin esta capa.

Actividad y tono de los tejidos (turgencia)

La mucosa, como cualquier tejido, tiene una actividad intrínseca. Esta se debe a su propio metabolismo y a su propia actividad renovadora. En el ámbito de la medicina manual, la actividad intrínseca desempeña un papel especial. Así, la actividad tisular es independiente del campo gravitatorio. Por lo tanto, podemos examinar la actividad de la mucosa (como la actividad intrínseca de los músculos) tanto en posición tumbada como de pie. Debería ser la misma en ambas posiciones. Si la actividad de un tejido cambia entre estar tumbado y estar de pie, esto indica un sistema que reacciona de forma sensible a la gravedad. Así, el tono muscular de algunos músculos es mayor de pie que sentado o tumbado. Esto no es un signo de actividad tisular, sino una expresión de una activación neurológica del erguimiento contra la gravedad.

Nos resistimos un poco a denominar esta actividad tisular «tono tisular», ya que a veces el término «tono» nos hace pensar demasiado en el tono muscular. Sin embargo, el tono al que nos referimos aquí se corresponde más bien con el significado de «presión» (véase hipertensión) o, como también se denomina a veces, «turgencia». Así, la presión expansiva del líquido en una célula se denomina turgencia. Cuando hablamos de la tensión tisular de la mucosa, nos viene a la mente la imagen de la turgencia. La mucosa también tiene una alta turgencia debido a su asombrosa actividad metabólica. Tomemos, por ejemplo, la mucosa del intestino delgado, el estómago o los pulmones. Produce mucosidad en grandes cantidades (de 4 a 8 litros al día) y la mucosa del intestino delgado absorbe además hasta 2 litros al día. En este sentido, la cantidad de líquido desempeña un papel importante en el proceso metabólico y en la estabilidad del tejido.

Otra característica especial de la mucosa es que la capa epitelial superior tiene una tasa de renovación (vida media) de 2 a 4 días. En otras palabras: al igual que la piel, la mucosa está constantemente renovándose y desprendiendo la capa superior. Por eso, una parte de las heces no está compuesta por alimentos digeridos, sino también por células muertas de la mucosa. Este enorme crecimiento también contribuye a la actividad tisular de la mucosa. Como explicaremos en el duodeno, esta actividad tisular de la mucosa es tan intensa que empuja hacia el exterior y contrarresta la capa muscular externa.

Mucosa única

El revestimiento mucoso es una característica única de los órganos huecos que se forman a partir del tubo intestinal: el tracto digestivo desde la boca hasta el ano, las vías respiratorias desde la nariz hasta los bronquios, la *trompa auditiva,* el útero, la vejiga y las vías urinarias. Los órganos huecos mucosos se forman a partir de las tres capas embrionarias. Todas las vísceras tienen en común el contacto con el mundo exterior a través de la capa de la mucosa. Reconocemos la presencia de la mucosa en la vida cotidiana por la formación de mucosidad - desde la «nariz mocosa» hasta la diarrea.

Dondequiera que haya mucosa, encontramos también las características de la actividad visceral: la actividad rítmica del movimiento propio (motilidad), la interacción entre la tensión de la pared y la presión del contenido. La mucosa no debe encontrarse en ningún otro órgano. Imaginemos el efecto de la producción de mucosidad y la inflamación en el cerebro. Si la mucosa se encuentra en lugares no previstos, esta afección se denomina endometriosis, que suele ser dolorosa.

Interfaz

La función fisiológica de la mucosa del intestino delgado es garantizar la transición del exterior al interior. En las membranas del intestino delgado tiene lugar el primer metabolismo, donde los componentes de los alimentos preparados por la mucosa y sus ayudantes (bilis, enzimas pancreáticas) cruzan la frontera entre la luz y el tejido. La mucosa forma una membrana fronteriza que percibe, transforma y deja pasar. Con sus enzimas, transforma las sustancias primero en la luz y luego durante el paso (absorción). La mucosa es única en esta comunicación sustancial.

La capa de mucosa del intestino delgado es casi la única responsable de la absorción de los alimentos. Solo a través de los alvéolos pulmonares y la mucosa del intestino delgado estamos en relación metabólica con la naturaleza que nos rodea. Las competencias sensomotoras, químicas y comunicativas de la mucosa son fundamentales para los procesos vitales y terapéuticos. En el enfoque clínico de la osteopatía visceral, la mucosa ocupa un lugar central. Esto amplía el espectro de acción del tejido conectivo y neuromuscular de la osteopatía.

Espacios interiores, cavidades corporales

En el lenguaje cotidiano, no solemos diferenciar entre una zanahoria que tenemos en el estómago (espacialmente dentro de nosotros) después de comer y una zanahoria que ha atravesado la mucosa en partes más pequeñas. Sin embargo, solo con la absorción, la zanahoria está sustancialmente «dentro» de nuestro sistema, ya sea en los vasos sanguíneos o linfáticos.

En este sentido, existen varias concepciones de la percepción del interior como espacio:

— Tenemos la sensación de que hay algo dentro de nosotros, como la comida en la boca y en el estómago o un supositorio en el ano;
— Se hace visible cuando nos cortamos o cuando los cirujanos «abren la cavidad corporal»;
— Hay un interior que es menos visible en la vida cotidiana, pero que se puede sentir, ya que solo se alcanza al traspasar la barrera de la piel y las mucosas.
— Durante la ingesta de alimentos, la mucosa regula el paso no sanguinolento y no traumático al interior y lo amortigua mediante un extenso sistema de transformación e inmunológico.

Inmunidad

El tejido linfático asociado a la mucosa (mucosa associated lymphatic tissue = MALT) se encuentra en la mucosa y está formado por una red de tejido linfoide y linfocitos T y B. El sistema MALT organiza la respuesta inmunitaria adquirida y conecta la actividad inmunológica de todos los órganos mucosos mediante la migración de las células linfáticas. Probablemente circulan en él tantos linfocitos como en el resto del cuerpo. Las células linfáticas se activan tras el contacto con antígenos.

Yo, no yo

La mucosa representa la frontera entre el interior y el exterior, entre el yo y el no yo. La mucosa del intestino delgado permite la absorción de sustancias extrañas al organismo en el interior de nuestro cuerpo. Desde la luz intestinal, el intestino delgado incorpora los componentes de los alimentos al sistema linfático y sanguíneo. Mientras que la absorción de oxígeno en los pulmones no requiere energía y se produce sin procesos de transformación significativos, el proceso de asimilación de los alimentos en el intestino delgado es intenso. Casi nada sale de la mucosa del intestino delgado tal y como entra en él. La transformación y conversión de las sustancias extrañas al organismo en sustancias propias comienza en la luz intestinal, continúa en las células de la mucosa y prosigue en los procesos metabólicos del hígado.

La primera decisión sobre si lo que "no es yo" debe convertirse en yo mediante la metamorfosis la toma la mucosa del intestino delgado. Esta encarna el lado químico de una capacidad de diferenciación que solo desarrollamos psíquica y cognitivamente en los primeros años de vida. Sin embargo, será una de las competencias centrales en el proceso terapéutico. Solo aquellos terapeutas que sean capaces de distinguir entre la percepción de uno mismo y la percepción de los demás, que puedan formular frases en primera persona y estimularlas en los demás con amabilidad, podrán aprovechar todo el potencial de la relación terapéutica.

En el intestino hay otro ser que no nos pertenece, pero al que los investigadores atribuyen cada vez más las características de un órgano independiente. La mucosa intestinal vive (al igual que su hermana, la piel) en estrecha cooperación con el microbioma local. La investigación de esta cooperación entre el organismo humano y las bacterias, virus y hongos que residen en la mucosa está en pleno apogeo. En los próximos años podremos aprender mucho sobre la relación entre el microbioma de la piel y las mucosas y los procesos patológicos.

6.4 Los músculos entre la tensión y la motilidad

Los músculos pueden sostener y mover, son activos en la estática y la dinámica, contribuyen a la estabilidad y a la variabilidad dinámica. Se caracterizan por un tono básico que pueden aumentar cuando se activan adecuadamente. La particularidad de los músculos de los órganos es que algunos tienen una sorprendente actividad rítmica propia, que solemos llamar motilidad.

Fuerza de recuperación tisular y contractilidad

El tono básico de los músculos es un tono tisular que se debe a la actividad de las células y es independiente del control neuronal. Este tono tisular básico se denomina «miógeno» para diferenciarlo del tono neurogénico. La actividad tisular miógena de una célula muscular o de un grupo de células musculares hace que la deformación del músculo provoque una fuerza de recuperación elástica en el tejido. Así, al estirarse el músculo, se activa su fuerza de recuperación y, posiblemente, también su contractilidad.

La fuerza de recuperación tisular y la contractilidad no son lo mismo. La fuerza de recuperación del tejido se denomina «elasticidad» en términos científicos. La contractilidad de un músculo se modifica mediante la activación neurohormonal. El aumento del tono y, en la mayoría de los casos, también el acortamiento del músculo se desencadena por esta activación neurohormonal. Esto se debe a que la actividad miogénica del tejido puede regularse mediante la activación neuronal (dependiente del calcio). Es importante señalar que el tono miogénico de un músculo puede regularse al alza, pero no a la baja. Los músculos pueden tensarse y contraerse activamente, generando así un tono de mantenimiento y un tono de acortamiento dinámico. Un músculo no puede alargarse por sí solo. Tampoco puede relajarse neurológicamente por debajo del límite de su tono miogénico tisular.

La palabra «relajarse» puede resultar confusa en relación con un músculo, ya que significa que el músculo pasa a otro estado de tensión. Los músculos, como cualquier otro tejido, tienen una actividad básica que - dado que un músculo también puede tensarse - denominamos tono muscular o tensión. Sorprendentemente, la fase de relajación de la actividad muscular consume más energía que la fase de tensión. Por lo tanto, términos como «activo» y «pasivo» son inadecuados: la tensión y la contracción muscular son tan activas como la relajación y la decontracción. Esto demuestra una vez más la importancia de considerar la actividad desde el punto de vista tisular. El acortamiento, el alargamiento, el tono de mantenimiento y la actividad rítmica de la musculatura solo son posibles gracias al trabajo activo de las células musculares. Clínicamente, se trata de diagnosticar y tratar el estado de actividad del tejido muscular.

Elástico

Dado que un músculo sano reacciona a la deformación por estiramiento con una fuerza de recuperación elástica o un aumento de la activación neurohormonal, podremos conocer el estado de actividad de la musculatura de los órganos mediante deformaciones específicas del órgano. En la prueba de elasticidad, nos orientaremos por la organización de la dirección de la fuerza y la intensidad de los estímulos fisiológicos de deformación y, en la medida de lo posible, los reproduciremos adaptándolos al órgano. Si un intestino se llena de alimentos y el órgano se expande desde el interior, el intestino reacciona con un aumento del tono muscular y contracciones rítmicas. Del mismo modo, la capacidad de contracción de los músculos cardíacos mejora gracias a la preextensión en la fase de llenado.

Si un órgano se desvía de este principio fisiológico básico general, llama nuestra atención. Por ejemplo, el estómago puede absorber grandes cantidades de comida y expandirse sin aumentar desde un principio el tono muscular. Reaccionar con tanta calma al estrés de la expansión es una capacidad especial que en fisiología se denomina «estrés-relajación». Esta capacidad está especialmente desarrollada en el estómago y la vejiga.

El ritmo propio: la motilidad

La musculatura lisa de los órganos y vasos presenta algunas particularidades. La más importante para el trabajo manual es su actividad rítmica. La musculatura lisa del tracto gastrointestinal y de los vasos y órganos vasculares no solo es rítmicamente activa, sino que, de hecho, en la musculatura se encuentran células que marcan el ritmo, oportunamente llamadas células marcapasos («pacemaker cells»). Tanto en el intestino como en el corazón, estas células marcapasos son células musculares transformadas que se comportan como células nerviosas. Se reconocen por los cambios rítmicos de sus potenciales de membrana, los cuales transmiten al entorno. Esto provoca contracciones rítmicas en todo el órgano. En el intestino, el extenso sistema nervioso entérico, propio del intestino, se encarga de propagar los ritmos eléctricos a la musculatura circundante. En el corazón, por el contrario, existe una particularidad absolutamente única: el órgano no tiene un sistema nervioso propio y son los propios músculos cardíacos los que conducen los estímulos eléctricos y los distribuyen por todo el músculo cardíaco. Por eso, las alteraciones de la musculatura del corazón son al mismo tiempo alteraciones del sistema de conducción de los estímulos.

La actividad rítmica propia de los músculos recibe diferentes nombres según el órgano. La actividad rítmica de la musculatura del tracto gastrointestinal se denominaba antiguamente peristaltismo; hoy en día también se denomina motilidad, al igual que la actividad rítmica de la musculatura de los uréteres o de las vías biliares. Las contracciones y relajaciones rítmicas del músculo cardíaco también podrían denominarse motilidad. Sin embargo, se ha acuñado el término «sístole» y «diástole». Cuando los músculos de las arteriolas u otros vasos muestran patrones de contracción rítmica, la fisiología denomina este fenómeno «vasomotricidad».

Además de la actividad estática de mantenimiento de la musculatura y la capacidad de contracción dinámica, existe una tercera forma de actividad, especialmente en la musculatura lisa, que es la contracción y distensión rítmica. Cabe señalar aquí que el término «contracción excéntrica», utilizado a menudo en fisiología muscular, da lugar a menudo a malentendidos. La contracción excéntrica es una actividad tisular del músculo, pero el estímulo proviene del exterior. Un músculo no puede alargarse por sí mismo. Debe ser estirado y alargado por fuerzas externas que actúan sobre él. La tarea de todos los tejidos del músculo es configurar activamente este proceso, y su control neurológico debe permitir esta actividad excéntrica, es decir, no inhibirla.

Hinchazón y actividad musculares

El tejido muscular puede hincharse y expandirse durante el proceso inflamatorio. Por lo tanto, sería una simplificación funcional decir que la función del músculo es tensarse, relajarse, acortarse y alargarse. Esta afirmación no es incorrecta, pero, como suele ocurrir, la definición de la función excluye demasiado rápido las modalidades de actividad tisular. En el capítulo 2 hemos analizado en detalle la diferencia entre actividad tisular y función. Debemos diferenciar objetiva y lingüísticamente las modalidades de actividad tisular para superar el paradigma funcional: un músculo puede tensarse a partir de su propio tono miogénico básico mediante la activación neurológica (tono neurogénico), aumentar el tono y también acortarse. No puede alargarse de la misma manera, pero puede adaptarse a una tracción alargadora y *dejarse* alargar. Desde el punto de vista tisular, se trata de un proceso activo debido a las propiedades elásticas del músculo. Del mismo modo, el músculo puede volver a su tensión básica desde la tensión y alargarse en el proceso. El acortamiento es también una deformación que se revierte activamente gracias a elementos elásticos con fuerza de retorno.

Todo lo que experimenta el músculo es su actividad y, por lo tanto, no puede entenderse en términos de pasividad. En consecuencia, desde el punto de vista tisular, la exhalación tampoco es pasiva, sino un proceso activo debido a la fuerza de recuperación tisular, las fuerzas elásticas activas. El esfuerzo y los procesos inflamatorios provocan desplazamientos de sustancias y líquidos, lo que da lugar a estados de hinchazón de la musculatura. Deben considerarse una función normal — aunque preferimos hablar de hiperactividad — del tejido muscular.

Formador de cavidades

La arquitectura de la disposición circular de los músculos de los órganos huecos constituye un caso especial. En la consideración biodinámica de los órganos huecos, así como de los vasos que contienen músculos, desempeñan un papel tanto las propiedades tisulares de las fibras musculares como su disposición espacial. La comprensión fisiológica de la arquitectura de los órganos huecos no se basa en la concatenación lineal de los músculos. En la biomecánica de los órganos huecos es fundamental la relación entre la tensión de la pared y la presión del contenido. Más concretamente: la relación entre el volumen y la presión del contenido y las propiedades elásticas y contráctiles de la pared del órgano hueco. En este sentido, influyen tanto la diferente calidad de la materia del contenido como las propiedades especiales del tejido de la pared. Así, la pared del tracto gastrointestinal y de los órganos huecos derivados de él no solo está formada por músculos, sino también por mucosa. En algunas partes del tracto gastrointestinal, la mucosa supera en gran medida la proporción de músculo en la pared. Así, una sección transversal del intestino delgado muestra que la pared está compuesta en aproximadamente un 80 % por mucosa y solo en un 20 % por músculo. A estas alturas queda claro que cualquier consideración biomecánica sobre el intestino delgado debe incluir necesariamente la mucosa, además de los músculos.

6.5 Fascias y tejido conjuntivo

Las fascias son un tipo de tejido conjuntivo que se encuentra tanto en los órganos huecos como en los vasos y órganos sanguíneos. El tejido conjuntivo conecta y separa. Conecta células y órganos. Crea espacios en los que los fluidos pueden expandirse y los órganos pueden desplazarse entre sí, por ejemplo, el peritoneo o la pleura para la expansión y el desplazamiento del intestino y los pulmones.

Para no dejarnos llevar por la fascinación actual por las fascias, seguiremos hablando de tejido conjuntivo y, según la anatomía, lo denominaremos fascia, omento o partes de la membrana y epitelio de transición. La matriz extracelular, que conecta las células, y el líquido extracelular también forman parte del tejido conjuntivo, por lo que en cada grupo celular y órgano hay una cantidad considerable de tejido conjuntivo.

Un trabajo puramente fascial o del tejido conjuntivo no tiene sentido clínico en el ámbito de los órganos. Las fascias reaccionan a la tracción y, por lo general, no muestran actividad rítmica propia. Su cualidad mecánica es su deformabilidad y su fuerza de recuperación. Reaccionan, pero rara vez actúan por iniciativa propia. Además, el nombre «tejido conjuntivo» ya indica que se trata de un tejido que conecta.

Desde el punto de vista biomecánico, la actividad del tejido conjuntivo rara vez se manifiesta por sí sola. Por lo general, está integrada en la actividad de las células u órganos que conecta. Sin embargo, en las enfermedades del tejido conjuntivo, la calidad palpable puede estar determinada por la arquitectura fascial enferma. Como ejemplos cabe citar las alteraciones fibróticas de los pulmones o la neumonía intersticial, así como las alteraciones fibróticas en el ámbito de los vasos y los órganos vasculares, como la cirrosis hepática.

El tejido conjuntivo está compuesto por agua, azúcar (glicosaminoglicanos) y proteínas (fibras) y presenta una vascularización muy variable: abundante en la piel y escasa en el cartílago. El porcentaje de agua varía y depende, entre otros factores, de la calidad de nuestra alimentación y de nuestros hábitos de hidratación. La medicina biológica orientada a la naturopatía también habla de regulación básica cuando se trata de procesos de coordinación en el tejido conjuntivo. El espacio del tejido conjuntivo también se denomina a menudo espacio intersticial o intersticio. Los diferentes neologismos indican que, durante la larga exploración científica de este espacio, han surgido diferentes conceptos.

Los polisacáridos, como los glicosaminoglicanos, tienen una fuerte carga negativa (el anión más fuerte del cuerpo) y, por lo tanto, ejercen una fuerza de atracción sobre las moléculas positivas, como el sodio. El sodio ($Na++$), a su vez, se une al agua y contribuye así a la estabilidad hidratada del tejido conectivo (presión de turgencia). Las proteínas de la sustancia fundamental también se denominan fibras. En su mayoría se trata de fibras colágenas, elásticas y reticulares. El tejido conectivo no suele contraerse activamente, ya que el número de fibras contráctiles es muy reducido. Las fibras elásticas y reticulares pueden generar tensión de forma reactiva. Reaccionan a la tracción; algunas son propioceptivas y participan en el control del movimiento.

La expansión volumétrica de los órganos huecos se debe, por un lado, a la elasticidad de los músculos y las fibras elásticas y, por otro, a la arquitectura de las fibras. Así, la vejiga solo puede expandirse tanto mediante una reorganización de la orientación de las fibras. Dado que este cambio en la arquitectura de las fibras no supone un alargamiento de estas y se mantiene dentro de la deformabilidad elástica del tejido, similar a una media de nailon, la ciencia también habla de «elasticidad de media de nailon».

El tejido conjuntivo desempeña un papel importante en los procesos inmunológicos. La medicina biológica ha destacado acertadamente que el espacio intercelular es decisivo en la transmisión de estímulos eléctricos y químicos. Los nervios del sistema nervioso vegetativo también terminan en parte en este espacio, de modo que el último tramo de la transmisión se salva de forma intersticial. Por lo tanto, la composición, las cargas y el valor del pH del espacio intersticial constituyen una variable de referencia importante para la medicina biológica y el tratamiento de la regulación básica.

Grasa

El tejido adiposo es una forma laxa de tejido conectivo. Dado que tiene algunas funciones especiales, lo mencionamos aquí por separado. La grasa es el mejor almacén de energía del cuerpo y tiene un valor calórico más alto que la glucosa. Así, hoy en día se cree que la fuerte acumulación de grasa durante el primer año de vida, la grasa infantil, constituye una reserva de energía para el órgano que más energía necesita para su fuerte crecimiento: el cerebro.

La grasa también se encuentra en los órganos como estabilizador (capa de grasa renal) y como aislante térmico (peritoneo). La cuarta función, bastante sorprendente, del tejido adiposo es la producción de hormonas, como la leptina, una hormona que actúa sobre el hipotálamo y ayuda a regular el apetito y el peso.

La zona situada detrás de los órganos del peritoneo, también llamada retroperitoneo, es un espacio con abundante grasa. En este espacio graso se encuentran el páncreas y los dos riñones. Junto con los vasos que provienen de la aorta por detrás y los nervios que los siguen, la grasa también se extiende hacia las fascias del peritoneo. Estas fascias, denominadas meso, contienen, incrustadas en la grasa, las estructuras que abastecen a los órganos: arterias, venas, vasos linfáticos y nervios vegetativos.

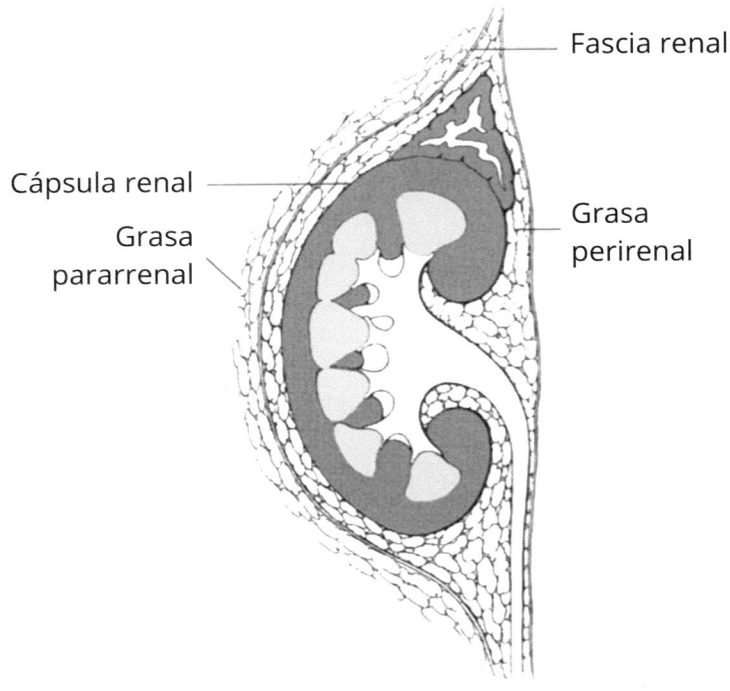

Fig. 34: Riñón en su cama de grasa

La grasa se puede clasificar en grasa blanca y grasa marrón. Después del nacimiento, todavía hay una cantidad relativamente alta de grasa marrón en el cuerpo del bebé, que le ayuda a mantener la temperatura corporal. Más tarde, predomina la grasa de aspecto blanquecino o amarillento y solo se encuentran grandes cantidades de grasa marrón en la zona de los riñones. Es la alta densidad de mitocondrias lo que da lugar al color marrón.

A diferencia de la grasa blanca, la grasa marrón también puede generar calor. Normalmente, la energía se produce en las mitocondrias de las células adiposas. En la termogénesis de las células adiposas marrones, las mitocondrias siguen un camino diferente. En la fosforilación oxidativa, la oxidación y la fosforilación se acoplan y se forma el ATP (adenosín trifosfato), importante para las necesidades energéticas del cuerpo. En la grasa marrón, estos dos procesos se desacoplan y, en lugar de ATP, se genera calor. Esto es útil para los bebés, cuyas capacidades de generación de calor son limitadas, y muy agradable para los riñones, que necesitan calor. Además, la grasa renal aumenta durante las estaciones frías, protegiendo así los riñones de las fluctuaciones estacionales.

La alta actividad metabólica del tejido adiposo tiene su contrapartida en la fuerte vascularización. Durante la formación del tejido adiposo se produce una extensa neogénesis de vasos; cuando se pierde peso rápidamente, la rápida degradación de la red capilar puede provocar problemas vasculares.

En algunas enfermedades se observan cambios en las células adiposas. En la inflamación del cerebro, los tejidos grasos de la neuroglia desempeñan un papel tan importante como la grasa circundante en la inflamación del páncreas, que también participa en la reacción inflamatoria. Por lo tanto, la pancreatitis y la encefalitis también pueden ser inflamaciones del tejido adiposo que rodea el órgano.

6.6 El peritoneo: fascia y espacio líquido

A modo de ejemplo de las envolturas fasciales de los órganos, se describirá aquí detalladamente el peritoneo. Las envolturas fasciales son importantes para algunas de las actividades de los órganos, pero no deben confundirse con la actividad orgánica. El peritoneo es una organización especial del tejido conjuntivo, es fascia y líquido. La membrana del peritoneo contiene, al igual que otras membranas serosas, glándulas que producen líquido seroso. La secreción del peritoneo es clara y líquida, a diferencia de la secreción de la mucosa, que es espesa, viscosa y pegajosa.

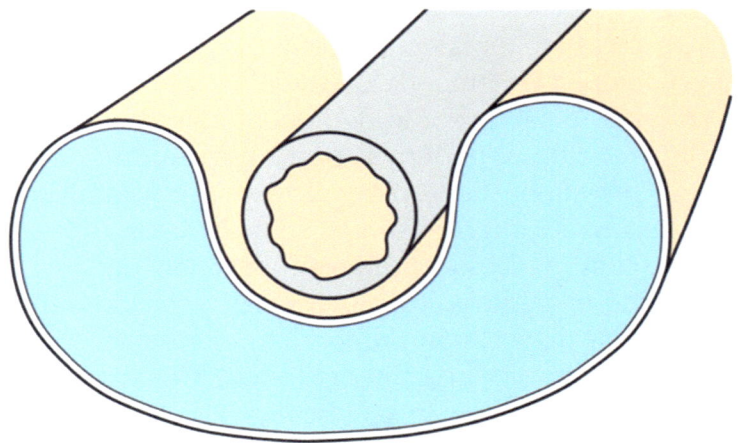

Fig. 35: El peritoneo como fascia y fluido forma la cama de agua del tubo intestinal.

Con una superficie de entre 1,5 y 2 m², el peritoneo corresponde aproximadamente a la superficie corporal de un adulto.

El peritoneo proporciona protección térmica y mecánica a los órganos que envuelve. Permite el «desplazamiento» entre los órganos, lo que es especialmente importante para aquellos con alta motilidad y dinámica de volumen. El peritoneo constituye una envoltura somática de los órganos y los integra en el «contenedor parietal». Además, es inmunológicamente activo.

Vascularización y actividad inmunológica

La cavidad peritoneal está llena de aproximadamente 100 ml de líquido claro y amarillento. La filtración de la sangre a través del epitelio da lugar a un líquido intraperitoneal, similar en su composición a la linfa. La mayor parte de los componentes celulares se reabsorben en la linfa en la superficie diafragmática del peritoneo. Se trata de linfocitos (50 %) y macrófagos (40 %).

La vascularización afecta a la nutrición del propio órgano, pero también desempeña un papel en el intercambio de líquidos entre la cavidad intraperitoneal y el torrente sanguíneo. Mientras que el peritoneo parietal se nutre a través de vasos que provienen de la pared abdominal y el diafragma, el peritoneo visceral recibe sangre a través del intestino y sus arterias viscerales. Desde la pared intestinal, pequeños vasos entran en el peritoneo visceral en disposición vertical y en espiral. Esta disposición proporciona protección contra la tracción por estiramiento. En el peritoneo, los vasos discurren paralelos a los músculos de las vísceras. De este modo, quedan protegidos cuando se contrae el intestino.

El suministro vascular del *omento mayor* presenta una particularidad, las «manchas lechosas» («milky spots»). Se trata de estructuras similares a glomus del sistema vascular. Aunque se diferencian de los ganglios linfáticos en cuanto al tejido, desde el punto de vista funcional se consideran grandes ganglios linfáticos. Su función consiste en el intercambio de líquido de la cavidad intraperitoneal a la sangre, así como en la defensa contra cuerpos extraños. Las manchas lechosas producen macrófagos, que liberan en el líquido peritoneal y participan en la producción de anticuerpos. La función de estos tejidos para la defensa inmunitaria en el abdomen es tan importante que el *omento mayor* se denomina «fábrica inmunitaria del abdomen».

Las manchas lechosas no son estructuras permanentes, sino que aparecen cuando se someten a esfuerzo funcional.

En el feto aparecen a partir de la semana 26 y alcanzan su máximo a finales del primer año de vida. A partir de entonces, su número disminuye. La red vascular del omento permanece, mientras que las manchas lácteas se transforman en cuerpos grasos. Solo vuelven a aparecer de forma activa en caso de irritación intraabdominal. Este proceso también es reversible.

Aspectos mecánicos de la actividad tisular

Los siguientes tejidos son determinantes para la expresión mecánica de la actividad tisular: la capa de colágeno y elastina, así como el epitelio superficial.

- *Capa de colágeno con rica vascularización*: los vasos discurren paralelos a los músculos de las vísceras. La capa de colágeno se forma primero, a partir del quinto mes fetal.
- *Mucopolisacáridos con una capa de elastina superpuesta*: las fibras elásticas se forman tardíamente, a partir del noveno mes, pero ya están presentes en la capa diafragmática en forma de red. Las fibras elásticas se encuentran en mayor cantidad en el peritoneo parietal y en los mesos.

Epitelio superficial sobre una capa de tejido conjuntivo (= membrana basal con fibras de colágeno): las fibras de reticulina se disponen (ya a partir del octavo mes) longitudinalmente a la superficie, es decir, a lo largo de la mayor tensión mecánica. El epitelio contiene las partes funcionales para la secreción y la absorción. La membrana basal es muy delgada, con un grosor de solo 400-700 Å (Un Ångström equivale a una diezmillonésima parte de un milímetro).

Mecanorreceptores e inervación

El peritoneo parietal está inervado de forma sensible a través de nervios somáticos: los dos *nervios frénicos* y las ramas ventrales de los nervios torácicos y lumbares. También se han descrito fibras C nociceptivas en el *peritoneo parietal*. Discurren a lo largo de las fibras nerviosas autónomas, pero no están asignadas a ellas. La inervación del peritoneo visceral es escasa y está ligada a los nervios vegetativos. En la zona de la raíz mesentérica hay nervios que reaccionan a la tracción, posiblemente un mecanismo de protección en este punto mecánicamente importante de la entrada de los grandes vasos mesentéricos en el peritoneo.

Dado que el peritoneo, al igual que la mayoría de las fascias, reacciona a la tensión, es importante conocer su reactividad específica en el concepto mecánico de la osteopatía. Diversos mecanorreceptores se encargan de la adaptación mecánica:

- Los denominados «receptores de tensión de adaptación lenta» en los mesenterios reaccionan a la tracción prolongada en el mesenterio, la compresión y la expansión de los órganos suprayacentes. Por lo tanto, pueden entenderse como receptores de volumen. Cuando los órganos suprayacentes se contraen, su descarga es menor. Se han encontrado en la inserción del epiplón en la curvatura mayor. Es posible que desempeñen un papel en los cambios de posición a largo plazo (ptosis).
- Los ajustes a corto plazo son posibles gracias a los «receptores de tensión de adaptación rápida». Estos corpúsculos de Pacini, situados en los mesenterios a lo largo de las arterias y en la raíz, reaccionan a vibraciones de hasta 500 Hz. Su función es controlar los vasos mesentéricos. No reaccionan a los cambios centrales de la presión arterial, pero participan en el control local de la perfusión.

- Los corpúsculos de Pacini situados en la serosa reaccionan a una ligera tracción en el meso mediante la expansión o contracción dinámica del volumen del órgano. Están situados en la entrada de las arterias en la pared del órgano y solo reaccionan a vibraciones de hasta 100 Hz.

6.7 Vasos y nervios

No trataremos los vasos y los nervios con el mismo detalle que los tejidos anteriores. Esto no se debe a que sean menos importantes. Al contrario, son muy importantes para la regulación de los tejidos y órganos que nos ocupan aquí. Sin embargo, en comparación con la mucosa, la musculatura y el tejido conjuntivo, solo constituyen una pequeña parte de la pared de los órganos huecos. Por lo tanto, es difícil determinar su expresión tisular en la palpación. El comportamiento mecánico de los vasos individuales o de los haces nerviosos individuales es difícil de evaluar. En consecuencia, a continuación, nombraremos sus propiedades mecánicas más importantes. Para ello, recordaremos la necesaria autolimitación: estas propiedades se aplican a vasos o nervios individuales y, en la mayoría de los casos, no podemos percibirlos de forma aislada. Para percibir las propiedades del sistema vascular, nos remitimos a los órganos del sistema vascular, como ya se ha mencionado anteriormente. Allí dijimos, por ejemplo, que el hígado representa el lado venoso, mientras que el riñón representa el principio arterial.

Ahora se trata de las propiedades mecánicas de los vasos y los nervios, y no de su importancia para el suministro y la regulación de los tejidos. Aquí son importantes aquellas propiedades que debemos conocer si queremos tratar los nervios y los vasos como tales a nivel tisular. Los enfoques osteopáticos y de terapia manual para el tratamiento de estos tejidos (nervios y vasos) deben basarse en estas propiedades mecánicas. En la terapia manual, en particular, existen desde hace tiempo enfoques elaborados para el tratamiento de los nervios en relación con su entorno de tejido conectivo. Podemos partir de ellos y, por el momento, basta con mencionar estos conceptos. Sin embargo, es importante señalar que los conceptos anteriores se mueven en el ámbito de la función somática. Así, se estiran los nervios y, en ocasiones, también los vasos para comprobar su movilidad o tensión. Estas eran las características típicas del sistema de función/disfunción.

Sin embargo, esto no es una prueba de la actividad tisular, ya que no se diferencian los estados de actividad. En este sentido, solo podemos estar de acuerdo con los resultados de la neurodinámica (Butler, 1995) y, al mismo tiempo, señalar sus limitaciones en el marco de la disfunción somática. Sus afirmaciones no pueden clasificarse en el marco de una patología tisular y biomecánica. Por lo tanto, todas las explicaciones siguientes están sujetas a la restricción de que pueden describir cualidades perceptibles de los tejidos en cuestión, pero no se puede clasificar automáticamente en estados de actividad. Queremos evitar los errores de la disfunción somática y no transferirlos a los vasos y nervios.

Vasos

Los vasos tienen una estructura muy diferente, pero todos conocen la presión centrífuga del líquido y la fuerza centrífuga de la pared vascular. Esto nos lleva, al igual que en los órganos huecos, al principio más importante de organización y regulación. En el sistema vascular existe una presión de líquido que proviene del volumen sanguíneo. Esta presión actúa sobre la pared vascular, que a su vez ajusta su tensión. Ya en el caso de las vísceras, habíamos señalado que lo que podemos sentir es siempre el resultado o el compromiso entre las fuerzas del contenido y la pared. Este compromiso se regula mecánicamente, por un lado, y por otro lado también existen interacciones químicas. Así, en el endotelio de la pared vascular se encuentran diferentes moléculas o factores que, a su vez, reaccionan a la estimulación química y mecánica. La regulación del contenido y la pared ya sea química o mecánica, es el mecanismo de control más básico de los vasos y los órganos huecos.

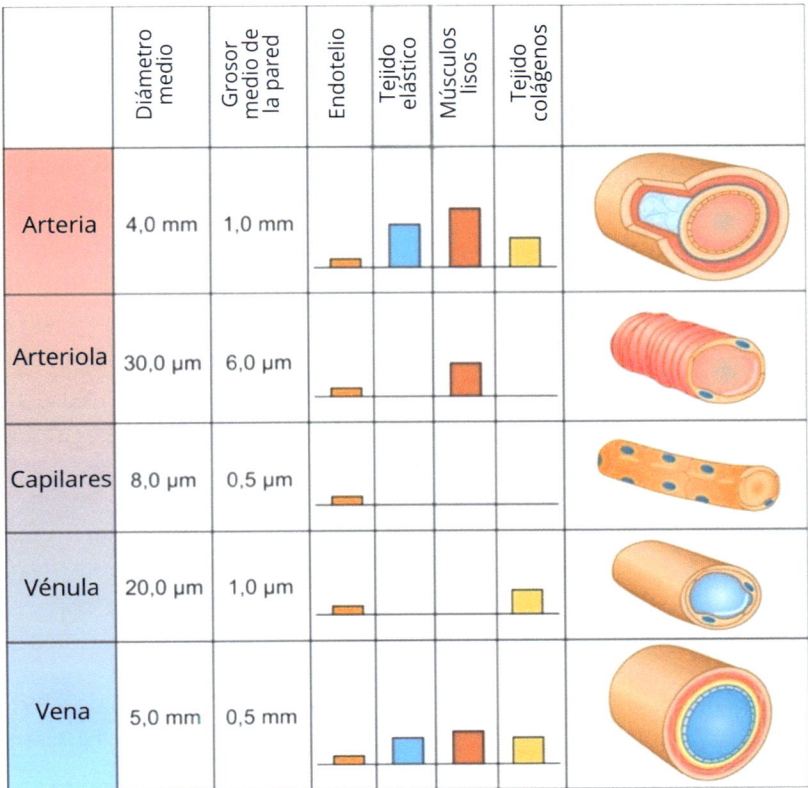

	Diámetro medio	Grosor medio de la pared	Endotelio	Tejido elástico	Músculos lisos	Tejido colágenos	
Arteria	4,0 mm	1,0 mm					
Arteriola	30,0 μm	6,0 μm					
Capilares	8,0 μm	0,5 μm					
Vénula	20,0 μm	1,0 μm					
Vena	5,0 mm	0,5 mm					

Fig. 36: *Vasos* sanguíneos: diferencia entre arterias, arteriolas, capilares, vénulas y venas.

La pared vascular está formada por tejido conectivo y solo una parte de las arterias (arterias pequeñas y arteriolas) tienen una musculatura extensa. Esta musculatura también tiene su propio tono miogénico, que puede ser estimulado neuronalmente: un principio organizativo que hemos aprendido con la musculatura lisa del intestino y la musculatura estriada del corazón. Para evitar posibles malentendidos, volvamos a recordar el principio básico de esta organización: el tono básico corresponde a una actividad intrínseca. A partir de esta actividad miógena, se puede activar la musculatura, es decir, por ejemplo, aumenta la tensión de la pared y se estrecha la luz. En este sentido, no se produce una dilatación de los vasos, o solo se produce después de que el tono de reposo de la musculatura haya cambiado y haya provocado un estrechamiento activo. En resumen: a través de sus músculos, los vasos no se dilatan, sino que se estrechan a partir de un tono básico; esta configuración puede regularse posteriormente.

Cuando se tira del vaso, aumenta la rigidez de la pared vascular. Con una tracción axial, el vaso refuerza su tensión circular. Sin embargo, es importante determinar la mecánica vascular: la tracción longitudinal es ajena a las arterias, que conocen las fuerzas circulares y no necesitan ser estiradas para su actividad normal. Por lo tanto, la base fisiológica de las técnicas de estiramiento en las arterias es cuestionable.

Diferencias y similitudes entre los vasos

Existen similitudes, pero también diferencias claras entre las arterias, las arteriolas, los capilares, las venas y las venas. A continuación, se señalan algunas de las propiedades mecánicas que pueden ser eficaces en el tratamiento osteopático de los vasos:

- Las *venas y vénulas* se caracterizan por los siguientes parámetros mecánicos: gran diámetro, poca resistencia, gran volumen, poca presión. En la regulación del flujo sanguíneo venoso desempeñan un papel importante las válvulas venosas, el gradiente de presión en el sistema vascular y los cambios de presión debidos a la respiración, así como la bomba muscular.

– Las *arterias grandes* se caracterizan por los siguientes parámetros mecánicos: fibras elásticas, colágenas y, en ocasiones, contráctiles. La regulación mecánica es simbólica en el "Windkessel". Este constituye un depósito elástico: al aumentar la distensión, aumenta la fuerza de recuperación del tejido. El flujo sanguíneo es aceptado y transmitido: un ejemplo paradigmático de adaptación y regulación elásticas.

– Las *arteriolas* se caracterizan por los siguientes parámetros mecánicos: diámetro pequeño, alta resistencia, poco volumen, mucha presión. Las arteriolas son los verdaderos vasos de resistencia. Al estar provistas de músculo liso, las arteriolas pueden estrechar su radio. Se trata de un mecanismo eficaz para controlar el flujo sanguíneo local y la presión arterial sistémica (RR). Los mecanismos locales y centrales son importantes en la regulación del flujo sanguíneo y la presión arterial. El sistema nervioso simpático actúa sobre los músculos de las arteriolas y, cuando se activa, puede provocar la contracción de la pared vascular. La hiperemia activa es la dilatación del vaso sanguíneo debido al aumento de la actividad tisular. La actividad tisular produce metabolitos locales que, mediante un cambio en el valor del pH, inician la dilatación vascular. Por el contrario, mediante mecanismos similares, una disminución del flujo sanguíneo provoca una hiperemia reactiva. La liberación de histamina y otras hormonas tisulares conduce a un aumento del riego sanguíneo en la actividad inflamatoria. También es notable el estímulo de crecimiento que ejerce el aumento de tejido sobre los vasos. Por ejemplo, sabemos que un kilo más de tejido adiposo da lugar a la formación de hasta 3 km de vasos nuevos. Esto afecta a las vénulas y arteriolas, así como a los capilares.

– Los *capilares* se caracterizan por los siguientes parámetros mecánicos: radio muy pequeño (solo 0,0003 cm), baja resistencia, ausencia de músculos lisos, solo endotelio. Son tan estrechos que los glóbulos rojos deben desplazarse en fila india y la viscosidad de la sangre desempeña un papel importante en su funcionamiento. La función de los capilares consiste en el intercambio con el espacio extravascular: filtración y absorción. Para ello, los adultos disponen de aproximadamente 100 000 km de capilares. Los capilares constituyen la mayor parte del sistema vascular en términos de volumen. La regulación se lleva a cabo mediante la dinámica capilar de líquidos y partículas. La presión hidrostática y la presión de succión de los vasos linfáticos desempeñan un papel tan importante como la presión osmótica de las proteínas intravasculares y del tejido. Dado que el campo gravitatorio influye en la presión hidrostática, la gravedad es muy importante en esta parte del sistema vascular.

Nervios

Los nervios son seres eléctricos, alimentados y sostenidos por la neuroglia (tejido conjuntivo, grasa). Por lo tanto, las fuerzas mecánicas actúan simultáneamente sobre el tejido nervioso y el tejido conjuntivo. En la terapia manual se ha desarrollado una forma propia de dinamización nerviosa (Butler 1995) que actúa sobre el tejido conjuntivo (neuroglia) que rodea los nervios.

La neuroglia ocupa la mayor parte del sistema nervioso y se considera un órgano independiente, ya que realiza funciones eléctricas, inmunológicas y mecánicas. Sería el punto de referencia real de una osteopatía interesada en los estados de actividad.

Las células nerviosas reaccionan a estímulos eléctricos y químicos, algunas también a la tracción mecánica. Por ejemplo, existe un gran número de nervios entéricos mecanosensibles que se activan cuando se estira el tubo intestinal (desde el interior al comer o desde el exterior por el osteópata). Conocer los umbrales de estimulación fisiológica de estos nervios sería una gran ventaja para el tratamiento manual del intestino.

7

LA UNIVERSIDAD OSTEOPÁTICA

Por último, abordaremos la cuestión de qué condiciones marco debemos crear para permitir el desarrollo de la osteopatía. En el debate público de una universidad osteopática comprometida con la autorreflexión, la osteopatía se encuentra a sí misma y puede desarrollar su identidad profesional en toda su profundidad y amplitud. Sería el lugar donde el tesoro de la osteopatía podría desplegar y conservar todo su potencial. Las preguntas que abordan la identidad de la osteopatía no pueden plantearse y responderse de manera satisfactoria en una escuela o escuela técnica superior dedicada principalmente a la transmisión de conocimientos y la formación. La universidad osteopática, por el contrario, es el estudio y el debate científico sobre el tema de la «osteopatía».

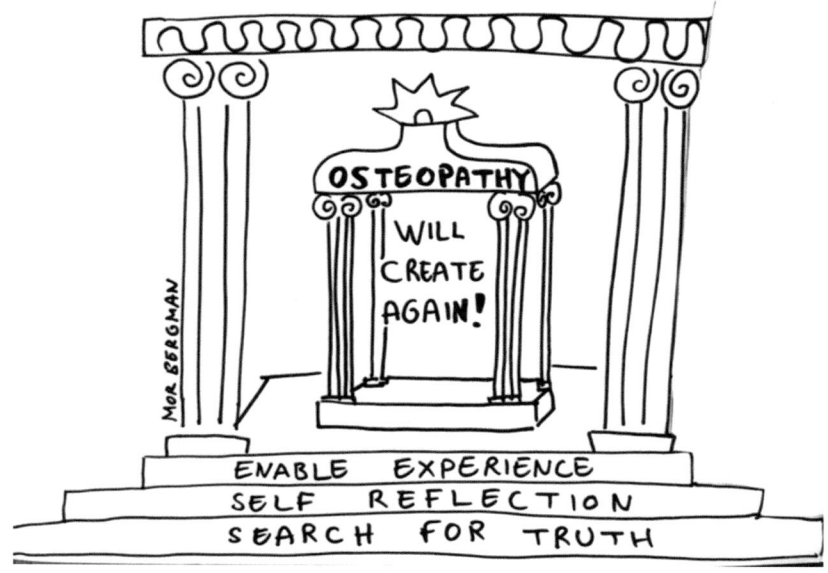

Fig. 37: Templo dentro del templo (Mor Bergman)

Educación o formación

Las escuelas técnicas superiores parten de la base de que la osteopatía se puede estudiar e intentan demostrarlo mediante el desarrollo de planes de estudios y la introducción de títulos académicos. Ni siquiera se plantea la cuestión de qué es realmente la «osteopatía» y si se puede enseñar. La enseñanza en una escuela técnica superior tiene la misión de transmitir la osteopatía tal y como existe en la realidad. Por el contrario, la misión de una universidad de osteopatía sería analizar y cuestionar los supuestos sociales y científicos de la osteopatía real. Toda disciplina necesita una historia científica específica para poder realizar una autoevaluación y una autodeterminación realistas. La osteopatía aún no dispone de ella. Las escuelas técnicas superiores están demasiado ocupadas con la formación (es decir, la transmisión de conocimientos) como para poder someter el objeto de la enseñanza a una reflexión científica.

La formación osteopática incluye la formación de la percepción y la acción osteopáticas, pero va más allá. La formación osteopática sitúa la osteopatía en la red del discurso de las ciencias generales.

Teoría y práctica, percepción y actuación

Una universidad no conoce la separación típica de la escuela entre teoría y práctica. Pensar y hablar es actuar, actuar es reflexivo y está impregnado de reflexión. La percepción y la actuación están entrelazadas. Si es que podemos hablar de enseñanza y aprendizaje con el binomio conceptual teoría/práctica, solo será posible si se conciben como circulares y entrelazados.

Las formaciones osteopáticas han adoptado en gran medida la cultura de la división entre teoría y práctica de la formación escolar. Siguen el modelo de una autoescuela: sentarse en una silla y ver presentaciones es teoría, sentarse en un coche y conducir con las manos en el volante es práctica. Se trata de un sistema de clasificación de las acciones humanas que contradice las tradiciones intelectuales y científicas de los últimos siglos y que no puede aplicarse en una universidad. La autoescuela se relaciona con la universidad como la pregunta de cómo conducir un coche de forma segura de A a B se relaciona con las preguntas: ¿cómo funciona un coche? ¿Qué papel debe desempeñar el coche como medio de transporte en la vida de las personas? ¿Qué posibilidades hay de llegar de A a B y qué experiencias se pueden tener al hacerlo? El objeto de la universidad osteopática es todo el ámbito de experiencia de la osteopatía: su realidad, su eficacia y su verdad.

Discurso científico: reflexivo, responsable y abierto a la experiencia

La ciencia es el placer del discurso y el deseo de preguntar y probar respuestas. El trabajo científico solo es posible en una relación con el mundo accesible a la experiencia. Los objetos, en particular los del mundo biológico y social, son complejos e infinitos. Las estructuras de sistemas cerrados y las «teorías para todo» han demostrado ser una inmunización ideológica contra la experiencia.

Nuestras experiencias de los mundos social y biológico son necesariamente fragmentarias y caleidoscópicas. La verdad es tan fragmentaria e inconclusa como la relación de los sujetos con el mundo. Por lo tanto, el discurso científico es infinito y abierto al futuro, caracterizado sobre todo por una reflexión permanente sobre las consecuencias del propio pensamiento y la propia acción. Las cuestiones científicas no se deciden ni por la autoridad de los docentes ni por referencia a principios a priori (ajenos a la experiencia) o a los llamados «primeros principios» («first principles»). La actitud científica requiere el valor de permitir nuevas experiencias y preguntas, y de cuestionar los orígenes de la disciplina.

Ideologización y espiritualización

Insistir en términos que reflejan el contexto de la experiencia no es una cuestión secundaria, sino que se encuentra en el centro mismo del intento de realizar una osteopatía basada en la percepción y la acción. En el conocimiento sin experiencia de la ideología, la explicación se convierte en un gesto de pertenencia; en el conocimiento superior del maestro, los argumentos y la referencia a la experiencia subjetiva parecen irrelevantes y las explicaciones se convierten en glorificaciones incuestionables de una persona o una tradición.

Si basamos nuestras experiencias en un conocimiento más profundo a posteriori o las entretejemos en una estructura de sentido superior, corremos el riesgo de caer en una ideologización y espiritualización secundarias. La ciencia y la espiritualidad dejan entonces de estar vinculadas a contextos experienciales y se convierten en agentes del conocimiento secreto y de la imposición de pretensiones hegemónicas. El mundo conceptual se separa de la experiencia palpatoria y del paciente, y la comunicación lingüística se convierte en un vehículo para transmitir sabiduría. El gran número de lenguajes privados en la osteopatía es testimonio de ello. Las especulaciones adquieren el estatus de explicaciones del mundo, y lo esencial y lo importante parecen entonces ya no expresables lingüísticamente. Este conocimiento no necesita ni lenguaje ni discurso y es, en el sentido original de la palabra, esotérico, dirigido hacia el interior y no destinado al discurso público. La ciencia moderna - al ser pública y discursiva - es entonces una espina clavada.

Transiciones y puentes hacia formas modernas de aprendizaje y conocimiento

En la osteopatía nos encontramos una y otra vez con la imagen ideal de una transmisión de conocimientos y habilidades que se lleva a cabo en una relación directa entre aprendiz y maestro. Esta forma de transmisión proviene de una tradición artesanal predemocrática. Se trata de un modelo, a menudo con connotaciones religiosas, de transmisión a través de la bendición y la iniciación. Estas formas de iniciación ritual mediante la imposición de manos y la guía de las manos del maestro deben combinarse con formas modernas de aprendizaje y relación. En las relaciones entre aprendiz y maestro predomina la transmisión oral de la tradición, que se valora como fuente de autoridad y formación de la verdad. Se subestima el hecho de que la formación de la tradición oral también se caracteriza por la polifonía, la variedad y la diversidad en la narración.

Las competencias más demandadas en el aprendizaje moderno y la participación en el discurso científico son: interés y curiosidad, sed de conocimiento y ganas de experimentar, tolerancia a las contradicciones y diversidad de perspectivas. Estas habilidades se basan en la escritura y la capacidad de discurso, pero son compatibles con la transmisión oral de la tradición. Las tradiciones orales no son necesariamente retrógradas ni tienen como objetivo la formación de autoridad y la fosilización de la sabiduría. Los gestos de adoración y la fijación en los labios de una personalidad que encarna la tradición son un fenómeno típico de la formación de sectas y no son expresión de una tradición oral viva.

El laboratorio: un lugar de desarrollo y reflexión

Pocas cosas caracterizan tanto a la ciencia moderna como el experimento en el laboratorio. La tarea del laboratorio osteopático sería conservar el esplendor del tesoro de la osteopatía. Este puede mediar entre las experiencias de la tradición y la necesidad de un nuevo desarrollo; también puede ser un lugar donde se mezclen el intercambio colegial y la autoevaluación. La apertura del experimento y la seriedad del cuestionamiento lúdico deben combinarse en el espíritu del trabajo de laboratorio.

Podemos investigar, probar y cultivar el pensamiento como una acción experimental. De este modo, podemos revisar los fundamentos de la osteopatía y preparar nuevos desarrollos. Para ello se necesita tiempo para adquirir experiencia y desarrollar preguntas. Un laboratorio es más que enseñanza y más que una clínica. Podemos experimentar de forma abierta y responsable, sin necesidad de convencer. Lo que convence es el esfuerzo científico conjunto y los conocimientos que se adquieren en el trabajo práctico y en el debate. El laboratorio conjunto es una institución permanente de la universidad osteopática.

Si no se reinventa la rueda, pronto dejará de existir.

En la formación universitaria tradicional y abierta al futuro, la rueda se reinventa constantemente, porque de lo contrario pronto dejaría de existir. La absolutización paralizante de la tradición como única fuente de sabiduría va acompañada de una prohibición de la reflexión. Esto es incompatible con la exigencia de una ciencia abierta a la experiencia y reflexiva. En lugar de atrincherarse, sería conveniente buscar transiciones y puentes. Muchos deben poner manos a la obra, porque a la rueda de la osteopatía le falta la diversidad de radios que hacen resonar su tradición en el presente con múltiples voces. Será importante mostrar paciencia y habilidad al cambiar la rueda.

Desarrollo de un lenguaje técnico y una sistemática especializada

Es necesario el desarrollo discursivo de un lenguaje técnico. Este debe cumplir los requisitos mínimos de la comprensión mutua y las expresiones lingüísticas deben tener significado y querer decir algo. Hay que acoger con satisfacción las posibilidades de diferenciación que ofrece el lenguaje, ya que permiten señalar diferentes capas y facetas de la experiencia situacional. En el lenguaje también podemos expresar la diferencia entre la precisión y la imprecisión lingüística en la vivencia de los espacios de transición y los matices, y reflexionar sobre las razones de la diferencia. La falta de capacidad de reflexión y de diferenciación del lenguaje apunta a una relación totalizadora con la realidad, que no beneficia a ninguna forma de terapia y mucho menos a los pacientes.

Además, debemos hacer frente a las exigencias de un lenguaje técnico que permita la comunicación profesional entre colegas. Los requisitos básicos de un lenguaje técnico serían:

- La formación de conceptos debe permitir reconocer la relación entre la acción y la percepción de los sujetos implicados y referirse a situaciones prácticas y experimentables.
- El sistema de conceptos debe ser interconectable y coherente, o bien indicar de forma reflexiva las contradicciones y las rupturas.
- La delimitación de los ámbitos de experiencia y las diferencias fundamentales de conocimiento y relación debería ser reconocible a través de diferentes formas de expresión.

La experiencia en palpación, la determinación de valores de laboratorio y el trabajo imaginativo en procesos requieren aspectos de conocimiento y relación diferentes y diferenciables. La capacidad de diferenciación lingüística es fundamental para poder distinguir en la propia experiencia y para configurar la relación terapéutica. La determinación palpatoria del PH o el monólogo celular con el tejido es un monstruo[2] y, como tal, debe evitarse.

Sujeto moderno o naturaleza divinizada

Muchas corrientes de la osteopatía actual siguen cargando con el peso de sus orígenes, que se encuentran en los movimientos religiosos del siglo XIX estadounidense. El peso de estas corrientes se hace especialmente evidente en la deificación (panteísmo) de la naturaleza y la salud en la osteopatía. Las tendencias panteístas en la osteopatía entran en conflicto con la concepción moderna del sujeto y la ciencia. Se oponen a la misión de la universidad osteopática de desarrollar una teoría de la situación clínica orientada a la percepción y la acción, así como un concepto reflexivo de la relación terapéutica.

---

2 Un monstruo es una persona o figura atroz, que a veces esconde su poder destructivo detrás de una fachada amable.

El peligro particular de la deificación omnipresente de lo vivo y de la salud es la desvalorización de la experiencia cotidiana del fracaso y la duda, la desesperación y la resistencia ante situaciones dolorosas. La deificación osteopática de todo el cosmos como «salud» omnipresente prescinde de cualquier determinación social y biográfica y contradice radicalmente el concepto moderno de sujeto. Este incluye: fractura, reflexividad, multiperspectividad, apertura y carácter inconcluso de los proyectos vitales.

Modelos de la universidad osteopática: publicidad, universalidad

La Academia socrática se encontraba a las afueras de la ciudad, en el jardín de Academus. Al margen de la vida social, el acceso al verdadero conocimiento debía garantizarse mediante la contemplación meditativa del mundo de las ideas y la iniciación en el culto. Esta academia quiere ser antidemocrática y antiurbana. Una institución tan elitista es incompatible con el discurso público y accesible a todos de una universidad libre y ciudadana.

Desde el Renacimiento europeo, las universidades se han entendido a sí mismas como empresas públicas y sociales de autoilustración. De este modo, se han distanciado tanto de la academia griega antigua, con sus rituales de iniciación, como de la tradición de la universidad medieval, que se entendía como una amistad y una comunidad entre profesores y alumnos. Una universidad osteopática moderna se basa en los avances de las universidades europeas modernas. Se inscribe en la tradición de la autoilustración y la crítica profética de las religiones mediterráneas. El desarrollo de las universidades europeas estuvo comprometido con el espíritu del discurso público, la autoilustración y la crítica profética. La idea de la universalidad del acceso al conocimiento y al autoconocimiento asociada a la universidad se desarrolló en contraposición al conocimiento iniciático, con sus formas antidemocráticas y antipúblicas (esotéricas) de transmisión. La universalidad incluye el derecho a la autodeterminación.

La idea medieval de la universidad como amistad y comunidad de profesores y alumnos solo puede continuar en una universidad moderna si el discurso académico universitario tiene su lugar en la sociedad y permanece vinculado a ella. Del mismo modo, la universidad osteopática trabaja en la osteopatía en el contexto de otros enfoques terapéuticos y en el marco de las cuestiones sociales generales relacionadas con la salud y la enfermedad.

Discurso público en lugar de conocimiento secreto

En la osteopatía, esta tendencia al secretismo se manifiesta en la disposición a idealizar a determinados osteópatas como figuras fundadoras o artistas destacados. La osteopatía no se aprende ni se estudia, sino que se inicia y, en el mejor de los casos, se nace osteópata. La osteopatía es entonces una obra de arte, no un simple oficio. En contraposición a esto, aquí se hace hincapié en la exigencia democrática y pública de la ciencia (¡Ilustación para todos!) y se señala la diferencia entre ilustración e idealización. En la osteopatía actual, a veces falta un discurso esclarecedor en lugar de idealizador. También serían útiles textos inspiradores y esclarecedores. Desde el punto de vista de la historia de la cultura y la religión, la osteopatía ha atravesado en las últimas décadas una fase de mistificación y cultificación. Siguiendo la tradición de la crítica profética y el impulso autoilustrador de la universidad, es decir, insistiendo en la encarnación, la justicia y la publicidad, la osteopatía podría salir sin duda de esta fase.

Crítica profética y exigencia de encarnación

La tradición de la crítica profética, surgida en las religiones mediterráneas, es uno de los pilares fundamentales de las universidades modernas. La crítica profética reconoce la naturaleza necesitada del ser humano, exige una crítica encarnada y una responsabilidad participativa, ve el destino de los sujetos en su integración social y, al mismo tiempo, critica la autojustificación de las instituciones religiosas y seculares. Exige el discurso público, apuesta por el aprendizaje a través de la experiencia y desconfía de cualquier inmunización contra nuevas experiencias y conocimientos. Exige bondad y se opone a la complacencia. Una universidad osteopática combina la fuerza de la exigencia profética de encarnación y justicia con un concepto moderno de sujeto y ciencia.

La osteopatía como ciencia natural y humana

Una universidad osteopática debe rendir homenaje a la investigación tanto del cuerpo biológico-médico (véase el cap. 4.1) como de la *corporalidad experimentada*. Las formaciones osteopáticas parten de la base de que el objeto de la osteopatía es el cuerpo médico. Esta suposición se rompe con la comprensión de la simultaneidad del cuerpo médico y la *corporalidad experimentable*.

Nuestro conocimiento del cuerpo médico permite explicaciones e interpretaciones. Por el contrario, en la relación mutua de la comunicación palpatoria surge una forma clínicamente relevante de *corporalidad experimentada*. En la percepción y el tratamiento adecuados a cada situación de la función encarnada, el cuerpo médico y el *cuerpo vivido* se unen en la osteopatía como en casi ningún otro método. El cuerpo médico y el *cuerpo vivido* representan diferentes modos de relación con uno mismo y con el paciente. El cambio histórico en la relación médica con el paciente, de la medicina que escucha a la medicina que ausculta, también tiene repercusiones en la osteopatía. Aunque la osteopatía como terapia solo puede ser real y objetiva en la configuración de la relación terapéutica, en la transmisión prevalece la ilusión de que la verdad del cuerpo médico, independiente de la relación, constituye el centro de la acción osteopática.

El conocimiento de las ciencias biológicas sobre el cuerpo demuestra su objetividad en la situación clínica de la osteopatía. En la situación terapéutica surge la verdad clínica, pero también surgen preguntas y conflictos que ya no pueden configurarse ni reflexionarse con el conocimiento sobre el cuerpo médico.

La realidad de la aplicación situacional de la palpación osteopática solo puede investigarse como simultaneidad de cuerpo médico y el *cuerpo vivido*. Desarrollar la contradicción y la simultaneidad de cuerpo médico y el *cuerpo vivido* es una de las tareas más importantes de la universidad osteopática. Al trabajar en esta tarea, puede descubrir el tesoro de la osteopatía y ayudar a que su brillantez surta efecto y se haga realidad.

BIBLIOGRAFÍA RECOMENDADA

Anzieu D (1991) Das Haut-Ich. Suhrkamp, Fráncfort del Meno

Arendt H (1958) The Human Condition. Chicago: University of Chicago Press

Arney WR (1982) Power and the Profession of Obstetrics. University of Chicago Press, Chicago

Arney WR, Bergen B (1984) Medicine and the Management of Living. Taming the Last Great Beast. University of Chicago Press, Chicago

Barrett LF (2017) How Emotions are Made: The Secret Life of the Brain. Houghton Mifflin Harcourt

Benjamin W (1972-1989) Über das Grauen/Wahrnehmung und Leib. En: Schweppenhäuser H (ed.) Gesammelte Schriften. Vol. VI. Suhrkamp, Fráncfort del Meno

Bion WR (1988) Ataques a la vinculación. En: Bott Spillius E, Klein M (eds.) Hoy: avances en teoría y práctica. Volumen 1: principalmente teoría. Routledge, Londres

Bion WR (1961) Experiencias en grupos. Tavistock

Bion WR (1992) Aprender a través de la experiencia. Suhrkamp, Fráncfort del Meno

Blankenburg W (ed.) (1989) Biografía y enfermedad. Thieme, Stuttgart

Blechschmidt E (1974) Embriología humana: principios y conceptos básicos Hipócrates, Stuttgart

Bloom H (1993) La religión americana. Touchstone, Nueva York

Böhme G (2003) Ser cuerpo como tarea. Graue Edition, Kusterdingen

Borck C (ed.) (1996) Anatomías del conocimiento médico. Medicina. Poder. Moléculas. Fráncfort del Meno

Busch T (2006) El contacto terapéutico como intervención que favorece la maduración. En: Marlock G, Weiss H (eds.) Manual de psicoterapia corporal. Schattauer, Múnich, pp. 517-529

Butler DS (1995) Movilización del sistema nervioso. Springer, Berlín, Heidelberg, Nueva York

Canguilhem G (1979) Historia de la ciencia y epistemología. Fráncfort del Meno

Churchland P (2011) Braintrust: What Neuroscience Tells Us about Morality. Princeton University Press.

Clark A (1997) Estar allí: volver a unir la mente, el cuerpo y el mundo. MIT Press, Cambridge, MA

Clark A (2008) Supersizing the Mind: Encarnación, acción y extensión cognitiva. Oxford University Press, Nueva York

Deacon TW (2011) Naturaleza incompleta: cómo surgió la mente de la materia. W. W. Norton

Duden B (1991) Geschichte unter der Haut. Ein Eisenacher Arzt und seine Patientinnen um 1730. Klett-Cotta, Stuttgart

Duden B (1998) Entkörperung im Dienst der Gesundheit. Thesen zur Veränderung der Selbstwahrnehmung von Frauen zwischen Nachkriegs- und Jetztzeit. En: Beiträge zur Feministischen Theorie und Praxis 49/50: 119-127

Duden B (1997-1998) In Tuchfühlung bleiben (Mantener el contacto), escritos y conferencias seleccionadas 1997-1998

http://www.pudel.uni-bremen.de/pdf/READERdoc1.pdf. (18/10/2018)

Dux G (1982) Die Logik der Weltbilder: Sinnstrukturen im Wandel der Geschichte. Suhrkamp, Fráncfort del Meno

Dux G (2009) Von allem Anfang an: Macht, nicht Gerechtigkeit, Velbrück Wiss., Weilerswist

Edelman GM (1988) Topobiology: An Introduction to Molecular Embryology, Basic Books

Edelman GM (1987) Unser Gehirn – Ein dynamisches System (Nuestro cerebro: un sistema dinámico). Piper, Múnich

Eliacheff C (2005) Das Kind, das eine Katze sein wollte (El niño que quería ser un gato). 7.ª edición. Dtv, Múnich

Enlow DH (1990) Facial growth (El crecimiento facial). Saunders, Filadelfia

Esfeld M (2002) Holismo en la filosofía de la mente y la filosofía de la física. Suhrkamp, Fráncfort (Meno)

Flick U (ed.) (1991) Conocimientos cotidianos sobre salud y enfermedad: teorías subjetivas y representaciones sociales. Asanger, Heidelberg

Foucault M (1988) El nacimiento de la clínica. Una arqueología de la mirada médica. Fischer, Fráncfort del Meno

Foucault M (2005) Heterotopías. El cuerpo utópico. Suhr-kamp, Fráncfort del Meno

Freud S (1975) Escritos sobre la técnica terapéutica. S. Fischer, Fráncfort del Meno

Freud S (1973) Consejos adicionales sobre la técnica del psi-coanálisis. Recordar, repetir, trabajar (1914g). En: GW, vol. X. Fischer, Fráncfort, pp. 126-136

Fuchs T (2006) Cuerpo, espacio, persona. Esbozo de una an-tropología fenomenológica. Klett-Cotta, Stuttgart

Fung YC (1993) Biomecánica: propiedades mecánicas de los tejidos vivos. Springer, Nueva York

Gershon M (1999) El segundo cerebro. HarperCollins, Nueva York

Gereabek WE, Haage BD, Keil G, Wegner W (eds.) (2005) Enciclopedia de historia de la medicina. De Gruyter, Berlín, Nueva York

Gevitz N (2004) The DOs: Osteopathic Medicine in America. 2.ª ed. John Hopkins University Press, Baltimore

Gindler E (2002) Von ihrem Leben und Wirken; Wahrnehmen, was wir empfinden / Textausw. und Darst. von Sophie Ludwig. Bearb. im Auftr. der Heinrich-Jacoby/Elsa-Gindler-Stiftung von Marianne Haag. Christians; Hamburgo

Glenberg AM, Kaschak MP (2003) The body's contribution to language. En: Ross B (ed.) The Physiology of Learning and Motivation, V43. Academic Press, Nueva York, pp. 93-126

Gregersen H, Kassab GS (1996) Biomechanics of the gastroin-testinal tract. Neurogastroenterol Motil 8:277-97

Grüny C (2004) Experiencia destruida. Una fenomenología del dolor. Königshausen und Neumann, Würzburg

Heine H (2007) Manual de medicina biológica. Hipócrates, Stuttgart

Heinrich K (1997) Adicción y atracción. Análisis de una forma de movimiento social actual. En: Ídem. Empezar con Freud, discursos y escritos breves 1. Fráncfort del Meno

Heinrich K (1992) Salto al centro / Abandonar el hogar / Quietismo revolucionario. Sobre las formas actuales de fascinación por la meditación y el ascetismo «orientales», en: Razón y mito. Textos seleccionados, Stroemfeld/Roter Stern, Fráncfort del Meno

Heinrich K (1985) Ensayo sobre la dificultad de decir no (1964). Reedición mejorada y ampliada con un epílogo (2.ª ed.). Basilea y Fráncfort del Meno

Heinrich K (1986) Dahlemer Vorlesungen, volumen 2: antropomórfica. Sobre el problema del antropomorfismo en la filosofía de la religión, ed. por Wolfgang Albrecht et al. Basilea y Fráncfort del Meno

Heinrich K (2000) Conferencias de Dahlem 4. Filosofía de la religión: pensar la alianza. Stroemfeld, Fráncfort del Meno

Heinrich K (2000) Conferencias de Dahlem 7. El psicoanálisis de Sigmund Freud y el problema de lo social concreto en general. Stroemfeld, Fráncfort del Meno

Heinrichs B (2006) Investigación con seres humanos. Elementos de una teoría ética de los experimentos biomédicos con seres humanos. Walter de Gruyter, Berlín, Nueva York

Helsmoortel J, Hirth T, Levin P (2010) Osteopatía visceral: los órganos peritoneales. Eastland Press, Seattle

Hinrichsen KV (ed.) (1993) Embriología humana: libro de texto y atlas del desarrollo prenatal del ser humano. Springer, Berlín

Huxley J (1932) Problemas del crecimiento relativo. John Hopkins University Press, Baltimore

Illich I (1995) La némesis de la medicina. Crítica de la medicalización de la vida. Múnich, 1995

Klein M (2001) La vida psíquica del niño pequeño y otros ensayos sobre psicoanálisis. Klett-Cotta, Stuttgart

Kükelhaus H (1975) Tocar, sentir, formar. Experiencias orgánicas en el manejo de fenómenos. Gaia, Colonia

Lachmund J (1997) El cuerpo desobedecido. Sobre la sociología histórica del examen médico. Opladen

Lebenthal E (1989) Desarrollo gastrointestinal humano. Raven press, Nueva York

Lederman E (2007) La práctica de la terapia manual, fisiología, neurología y psicología. Elsevier, Múnich

Le Fanu J (1999) El auge y la caída de la medicina moderna. Little Brown, Londres

Levik JR (1998) Fisiología del sistema cardiovascular. Barth, Heidelberg

Levin VA, Levin P (2016) Desarrollo sensomotor y osteopatía pediátrica. Medicina osteopática 2. Elsevier, Múnich

Levin P (2017) Tus órganos, tu vida. BoD, Norderstedt

Levin P (2017) Cronología de la evolución de la enfermedad, la terapia y la investigación en osteopatía, Medicina osteopática 3. Elsevier, Múnich

Levin P (2015) Elogio de la universidad osteopática. Medicina osteopática 3. Elsevier, Múnich

Levin P (2014) Carácter de los órganos en la osteopatía visceral. Medicina osteopática 4. Elsevier, Múnich

Levin (Wührl) P (2008) Atención y conocimiento, proyección e incorporación. Sobre las condiciones de posibilidad de la sensibilidad osteopática. En: Levin (Wührl) P, Liem T, Sommerfeld P: Teorías del pensamiento y la acción osteopáticos. Hipócrates, Stuttgart

Levin (Wührl) P (2007) Requisitos para una psicosomática osteopática. Revista alemana de osteopatía 3, Hipócrates, Stuttgart

Levin (Wührl) P (2006/2007) Osteopatía, física cuántica, revelación, parte 1/2. Revista alemana de osteopatía, 4/2006 y 1/2007, Hippokrates, Stuttgart

Levin (Wührl) P (2007) Para comprender los conceptos fundamentales de A.T. Still: forma, función, generación, degeneración. Revista alemana de osteopatía 4. Hipócrates, Stuttgart

Levin (Wührl) P (2005) ¿Proceso de experiencia o salto en bungee al espacio intercelular? Sobre los fundamentos de la espiritualidad osteopática. Revista alemana de osteopatía 03. Hipócrates, Stuttgart

Levin (Wührl) P (2001) Autonomía neuronal e influenciabilidad mecánica del sistema nervioso entérico. Trabajo de fin de carrera en osteopatía

Mersch D (2002) Lo que se muestra. Materialidad, presencia, acontecimiento. Fink, Múnich

Maturana HR (ed.) (1985) Reconocer: la organización y la encarnación de la realidad. Vieweg, Brunswick, Wiesbaden

Liebermann-Meffert D (1969) Forma y desarrollo de la posición del estómago humano y sus mesenterios. Acta anat. 72

Merleau-Ponty M (1966) Fenomenología de la percepción. Springer, Heidelberg

Nancy JL (2000) El intruso/L'intrus. El corazón ajeno. Merve. Berlín

Neubaur C (1987) Transiciones. Athenäum, Fráncfort del Meno

Neubaur C (2004) Silencio, quietud, ensueño: manifestaciones de una categoría sacra y psicoanalítica. Conferencia impartida en el 5.º Simposio de la Fundación Heinrich Böll Bremen, 9-10 de octubre

Petzold HG (ed.) Leiblichkeit, Philosophie, gesellschaftliche und therapeutische Perspektiven (Corporalidad, filosofía, perspectivas sociales y terapéuticas), Paderborn

Pfeifer R (2007) Cómo el cuerpo moldea nuestra forma de pensar: una nueva visión de la inteligencia. MIT Press, Cambridge, MA

Piaget J (1969) Imitación, juego y sueño. El desarrollo de la función simbólica en el niño. Klett-Cotta, Stuttgart

Piaget J (1973) Introducción a la teoría genética del conocimiento. Suhrkamp, Fráncfort del Meno

Piaget J (1969) Imitación, juego y sueño. El desarrollo de la función simbólica en el niño. Klett-Cotta, Stuttgart

Piaget J (1972) El lenguaje y el pensamiento en el niño. Schwann, Düsseldorf

Plessner H (2003) Conditio humana. Obras completas VIII. Suhrkamp, Fráncfort del Meno

Plessner H (2003) Poder y naturaleza humana. Un intento de antropología de la visión histórica del mundo (1931). En: Obras completas V. Suhrkamp, Fráncfort del Meno

Plessner H (2003) La unidad de los sentidos. Fundamentos de una estesiología del espíritu. (1923) En: Plessner H: Obras completas III. Suhrkamp, Fráncfort del Meno

Plessner H (1975) Los niveles de lo orgánico y el ser humano. Walter de Gruyter, Berlín y Nueva York

Plessner H (1979) Mit anderen Augen (Con otros ojos). En: Zwischen Philosophie und Gesellschaft (Entre la filosofía y la sociedad). Suhrkamp, Fráncfort del Meno

Polanyi M (1966) The tacit Dimension (La dimensión tácita). Doubleday, Garden City, Nueva York

Pöltner G (2003) Ethische Dimensionen psychotherapeutischen Handelns (Dimensiones éticas de la actuación psicoterapéutica) en Psychotherapieforum Vol. 11(4). Springer, Viena, Nueva York

Rombach H (1966) Substancia, sistema, estructura. Albert, Friburgo

Rorty R (1979) La filosofía y el espejo de la naturaleza, Princeton. Princeton University Press, Nueva Jersey

Sarasin P, Tanner J (eds.) (1998) Fisiología y sociedad industrial. Suhrkamp, Fráncfort del Meno

Schlesier R (1990) Mito y feminidad en Sigmund Freud. Suhrkamp Verlag, Fráncfort del Meno

Schmid HH (1968) La justicia como orden mundial. Mohr Siebeck

Schmidt JG, Steele R (eds.) (1994) Crítica de la razón médica. Kirchheim, Maguncia

Schmitz H (1992) Cuerpo y sentimiento. Paderborn

Schweigk et al (eds.) (1983) Manual de medicina interna, vol. 3: Órganos digestivos. Springer, Berlín

Seewald J (1992) Cuerpo y símbolo: un enfoque significativo del desarrollo infantil. Fink, Múnich 1992

Selye H (1973) La evolución del concepto de estrés. El creador del concepto traza su desarrollo desde el descubrimiento en 1936 de la reacción de alarma hasta las aplicaciones terapéuticas modernas de las hormonas sintóxicas y catatóxicas. American Scientist 61 (3):692-699

Shapiro L (2011) Cognición encarnada. Routledge, Nueva York

Sommerfeld P (2007) Diagnosis of Diagnosis, en: Liem T, Sommerfeld P, Wührl P: Theories of Osteopathic Thought and Action. Hippokrates, Stuttgart

Sontag S (1978) Illness as Metaphor. Farrar, Strauss & Giroux, Nueva York

Sperber GH (2001) Craniofacial development. Hamilton: BC Decker, Londres

Stamenovic D, Wang N (2000) Cellular response to stress. J Appl Physiol 89: 2085–2090

Stelzner F (1991) Symbolische Chirurgie. Akt Chir 26:157–161

Still AT (1981) Autobiography of Andrew T Still, Revised Edition. American Academy of Osteopathy

Still AT (1899) Filosofía de la osteopatía. Autoeditado, Kirksville, Mo

Strauss E (1936) El sentido de los sentidos. Una contribución a los fundamentos de la psicología. Springer, Berlín

Strebel W (1998) El diagnóstico táctil como técnica para controlar el trabajo fisioterapéutico en un pie algodistrófico (con Liedtke D y Senn E). En: Physikalische Medizin 3, junio

Strebel W (1992) Die Behandlungserlaubnis (El permiso para tratar), en: Physiotherapie n.º 9, septiembre

Sutherland WG. (1998) Contributions of Thought (Contribuciones del pensamiento). Rudra, Portland

Sutherland WG (1990) Teaching in the Science of Osteopathy (La enseñanza de la ciencia de la osteopatía). Sutherland Cranial Teaching Foundation, Fort Worth, Texas

Thompson D (1983) Sobre el crecimiento y la forma. Suhrkamp, Fráncfort del Meno

Thompson E (2007) Mind and Life. Harvard University Press, Cambridge

Tschan W (2005) Confianza abusada. Violaciones de límites en las relaciones profesionales. 2.ª ed. Karger, Basilea

Varela FJ, Thompson E; Rosch E (1991) La mente encarnada: ciencia cognitiva y experiencia humana. MIT Press, Cambridge

Verletzlich (2010) Editorial. En: Revista alemana de osteopatía 3. Hipócrates, Stuttgart

Waldenfels B (2002) Líneas de fractura de la experiencia. Fenomenología, psicoanálisis, fenomenotecnia. Suhrkamp, Fráncfort del Meno

Waldenfels B (2006) Motivos fundamentales de una fenomenología de lo extraño. Suhrkamp, Fráncfort del Meno

Waldenfels B (2000) El yo corporal. Conferencias sobre la fenomenología del cuerpo. Suhrkamp, Fráncfort del Meno

Wieland W. Diagnóstico. Reflexiones sobre la teoría de la medicina. Warendorf: Biblioteca del pensamiento escéptico; 2004.

Wilkens L (2007) Hermeneutik nach dem Existentialismus (Hermenéutica después del existencialismo). Conferencias y ensayos teológicos. Peter Lang, Fráncfort del Meno

Wilkens L (2008) Figuren der Vermittlung in den Evangelien (Figuras de la mediación en los Evangelios). Un estudio filosófico-religioso. Peter Lang, Fráncfort del Meno

Wilkens L (2008) Zur Kritik der Vernunftreligion (Sobre la crítica de la religión racional). Conferencias y ensayos sobre ciencias de la religión. Peter Lang, Fráncfort del Meno

Wilkens L (2011) «Deine Treue hat dich geheilt» (Tu fe te ha salvado). Estudios sobre el poder curativo de Jesús y la expectativa apocalíptica en el Evangelio de Marcos. Peter Lang, Fráncfort del Meno

Winnicott DW (1998) Vom Spiel zur Kreativität (Del juego a la creatividad). Klett-Cotta, Stuttgart

Winnicott DW (1988) Human Nature (La naturaleza humana). Free Association Books, Londres

Zollinger B (2007) Die Entdeckung der Sprache (El descubrimiento del lenguaje). 7.ª ed. Haupt, Berna

Zollinger B (2004) Kindersprachen (Los lenguajes infantiles). Kinderspieledolt. Haupt, Berna

Zur Lippe R (1987) Conciencia sensorial, fundamentos de una estética antropológica. Rowohlt, Hamburgo

Zur Lippe R (1974) El dominio del hombre sobre la naturaleza. Suhrkamp, Fráncfort del Meno

[1] Objetivante significa aquí separarse de la realidad de la situación y de la relación, como si la verdad que surge no tuviera nada que ver con la situación de la investigación y del investigador. Excluir al sujeto y, aparentemente, también a lo subjetivo se suele denominar «objetivo», pero se trata de una ilusión. El término «objetivador» indica que se trata de un proceso que separa al sujeto y al objeto de la objetividad de la situación y la relación. Desde el punto de vista ético y epistemológico, debemos especificar las condiciones de verdad de tales procesos.

[2] Un ångström equivale a la diezmillonésima parte de un milímetro.

[3] Un monstruo es una persona o figura monstruosa que a veces esconde su poder destructivo tras una fachada amable.